海上医事
——近代上海中医文化

总顾问　严世芸　段逸山
总编审　王　键
总主编　黄　瑛　梁尚华

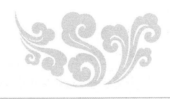

编撰　张雪丹

医政医事

上海科学技术出版社

U0279232

图书在版编目（CIP）数据

医政医事 / 张雪丹编撰. —上海：上海科学技术
出版社, 2019.1
（海上医事：近代上海中医文化 / 黄瑛, 梁尚华总
主编）
ISBN 978-7-5478-4270-6

Ⅰ.①医…　Ⅱ.①张…　Ⅲ.①中国医药学－医学史－
上海－近代　Ⅳ.①R-092

中国版本图书馆CIP数据核字（2018）第270854号

项目资助

1. 本丛书由上海文化发展基金会图书出版专项基金资助出版

2. 上海高校一流学科建设项目（科学技术史）资助

3. 上海自然而然中医药发展基金会资助项目

海上医事——近代上海中医文化·医政医事

张雪丹　编撰

上海世纪出版（集团）有限公司
上海科学技术出版社 出版、发行
（上海钦州南路71号　邮政编码200235　www.sstp.cn）
苏州望电印刷有限公司印刷
开本 700×1000　1/16　印张 12.5
字数 140千字
2019年1月第1版　2019年1月第1次印刷
ISBN 978-7-5478-4270-6 / R·1750
定价：48.00元

《医政医事》辑录了民国时期上海实施或颁布的与中医药行业相关的法律、法规，以及政令公布后所产生的社会反响和相关重大事件。这些政令包括对中医医生的注册管理和定期考核、中医诊所的执照申领和开业条件、中医学校的申办管理和教育地位、国药药商的药品管理和药店检查，以及中医禁用西医药物器械、上海租界对中医诊所管理条例等。这些中医药政令中，有些是上海地区推行实施中央政府发布的政令，有些是上海地区官方发布的地方政令，有些是上海租界发布的租界内法令。从这些民国时期上海地区特色政令及事件中，我们可以看到上海中医界在社会动荡、文化危机下如何生存和抗争，可以看到当时的医政是如何左右中医的生存、发展和走向。在多元文化撞击最激烈的上海滩，中医前辈在布满荆棘的中医发展之路上，挺身守护中医这一瑰宝，让它在逆境中继续前行，以史为鉴，令人深思。

对历史之温情与敬意

秋天的景意并未完全消尽，立冬踩着厚厚的落叶，披着清澈高远的蓝天，伴着纷乱的微寒粉墨登场，进入了一个万物收藏、育阴涵阳、为春季的勃发做储备的阶段。这几天，我或在灯光下，或在高铁行程中，用心地阅读着"海上医事———近代上海中医文化"的书稿，回顾历史，联系当下，放眼未来，不由地引发了许多文化方面的思考。

中医文化，源远流长。究其滥觞，可追溯至上古三皇时代。《尚书》曰："伏羲、神农、黄帝之书，谓之《三坟》，言大道也。"伏羲制九针、神农尝百草、黄帝传医道，不仅是中医文化之源，也是中华文明之源。

《唐律名例疏议释义》曰："中华者，中国也。亲被王教，自属中国，衣冠威仪，习俗孝悌，居身礼义，故谓之中国。"言中华文明者，必言中华文化也。自中华大地诞生第一件陶器伊始，中华文化便与中华文明一起孕育、成熟、演绎、绵延。古代人民创造了光辉灿烂的文化，文化哺育滋养了博大精深的中医药学，中医药学又以其独特的文化，熏陶和涵育着一代又一代的华夏人民。

大约6 000年前，古代先民便已在上海西部腹地崧泽一带耕种生息，发崧泽文化之端绪，启海上文明之曙光。战国时期，领土不断兼并，人口频繁迁徙，吴越文化与楚文化、中原文化相继融合，奠定海派文化之根基。深受崧泽、吴越文化之浸润的海派中医，肇始于唐代，兴起于宋元，鼎盛于明清。晚清开埠，百川汇流，一时群星璀璨、欣欣向荣。民国期间，欧风东渐，大医先贤们，一方面弘扬国粹，容纳新知，积极探索中医发展之路；另一方面，在传统医学危机存亡之际，勇于挺身而出，坚决捍卫中医地位与尊严。中华人民共和国成立后，党和国家对中医药事业极为重视，海派中医迎来了久违的春天，重新焕发出勃勃生机。在社会主义新时代，中医药学作为中国传统文化的精髓，又承载着复兴中国传统文化的历史使命。习近平总书记提出："中医药学凝聚着深邃的哲学智慧和中华民族几千年的健康养生理念及其实践经验，是中国古代科学的瑰宝，也是打开中华文明宝库的钥匙。"在这种背景下，"海上医事——近代上海中医文化"系列丛书的出版，极具现实意义，可谓适逢其时。

"海上医事——近代上海中医文化"丛书由梁尚华和黄瑛领衔编写，上海中医药大学科技人文研究院多位专家参与，是集体研究成果的结晶。该丛书内涵丰富，从不同角度考察了近代上海中医药文化的表现形式，极具文化、学术和史学价值。约略言之，其主要内容如下。

一、《医政医事》——斟民国之医政，酌当今之得失

《医政医事》辑录了民国时期上海实施或颁布的与中医相关的法律、法规，以及公布后所产生的社会反响和相关重大事件。

《旧唐书·魏徵传》说："夫以铜为镜，可以正衣冠；以史为镜，可以知兴替；以人为镜，可以明得失。"以民国之医政为镜，可知兴替而明得失。现代医政制度肇始于民国时期，然而当时社会动荡、战乱频仍，医之政令频繁变动、朝令夕改，从最初之"漏列否定"，到后期之"自治管理"，均未能给中医教育一个合理地位，导致在上海创办的多所中医学校在纷乱的政令中风雨飘摇、举步维艰。此外，当时的医政制度基本仿照西方，罔顾中国实际，导致水土不服、文化冲突。从这些特色政令与事件中，既可看出当时国民政府对传统医学的冷漠与摧残，亦可看到中医前辈为维护中医地位与尊严而做出的不懈努力与不屈抗争。

二、《讲稿选萃》——研名师之讲义，究岐轩之奥赜

《讲稿选萃》辑录了民国时期上海中医教育名家丁甘仁、包识生、恽铁樵、程门雪、章巨膺、秦伯未、承澹盦、钱今阳、许半龙的各科讲义，按医经、诊断、临床各科排序，还节录其中能反映名家教育思想和临床特色的内容，并配以教材图片。

"讲义"一词，原指讲经说义，后亦指讲经说义之稿。唐代羊士谔在《郡斋读经》一诗中谈其读经心得，道："息阴惭蔽芾，讲义得醍醐。"先贤论道，知无不言、言无不尽。丁甘仁等前辈之讲义，乃其毕生心血所凝聚，岐轩之奥赜、仲景之义理，无不蕴涵其中。如能细心研读、悉心揣摩，必能登堂窥奥，如醍醐灌顶、豁然开朗，如春雨润物、沁人心扉。

三、《名医传芳》——述名医之生平，传杏林之芳馨

近代上海，名医荟萃、学术交融。他们创社团、建医院、办学校、印报刊、编书籍，留下许多佳话，在近代中医史上描绘出浓墨重彩的华章。

《尚书·君陈》曰："至治馨香，感于神明。黍稷非馨，明德惟馨。"近代中医先贤们不仅医术精湛，而且品德高尚。追忆先贤往事、缅怀其鸿轩凤翥之风，可以更加全面、深入地感悟为医之道。本书收集、整理了丁甘仁、王仲奇、张骧云、朱南山、蔡小香、恽铁樵、严苍山、章次公、顾筱岩、程门雪、秦伯未、陆瘦燕等五十余位近代上海中医名家的生平事迹、医事活动、医学成就，并简要介绍其学术特色，使读者既可了解医家其人其事，亦可略晓近代上海中医的发展历程。

四、《名家方案》——读名家之医案，钩治病之良方

近代著名思想家章太炎先生曾说："中医之成绩，医案最著。欲求前人之经验心得，医案最有线索可寻，循此钻研，事半功倍。"清代医家周学海亦云："宋以后医书，唯医案最好看，不似注释古书之多穿凿也。每部医案中，必有一生最得力处，潜心研究，最能汲取众家之所长。"医案是前辈医家治疗经验的如实记录，亦是其一生行医最得力之处，用药之道，治病良方，靡不具备。如能悉心挖掘，钩沉索隐，必然大有裨益。

《名家方案》辑录了晚清至民国期间上海中医名家的医案著作，选录何鸿舫、陈莲舫、汪莲石、丁甘仁、曹颖甫、朱南山、陈筱宝、张山雷、恽铁樵、曹惕寅、王仲奇、陈无咎、祝味菊等名家医案，并从医者、疾病、患者等角度进行简单评述，使读者从这些医案著作具体鲜活的临床诊治个案中，了解近代中医医家的医学观点、医疗方法，近代的常见病、多发病，以及医学实践中的人文情怀。

五、《医事广告》——搜医事之广告，揽医林之胜景

"广告"一词，顾名思义，广而告之也。中国的广告文化，渊源流长。灯笼、酒旗、对联、匾额，皆为广告的雏形。唐代杜牧有诗云，"千里莺啼绿映红，水村山郭酒旗风"，即是对酒肆广告的一种描述。

医事广告，古已有之，而且数量颇为可观。时至近代，伴随着报刊等新型广告载体的涌现，现代意义上的广告才真正出现。近代上海医药广告，林林种种，蔚为可观，无疑是一道亮丽的文化风景线。

本书对晚清开埠至中华人民共和国成立近百年间的医药广告，进行纵向梳理、分类编撰。其中既有五花八门的各种医药广告载体，也有形形色色的医药广告内容；既有海上名医的广告趣闻，

也有中药老字号的广告生意经；既有国货运动中的医药广告，也有医药广告领域的传奇事迹。阅览此书，可以从一个新的视角去认识和了解上海近代医疗文化的丰富和多姿。

六、《医学交流》——记医学之交流，录海上之风云

晚清以降，世事变幻，风云激荡，西学东渐的思潮席卷中华大地，传统医学首当其冲。在异域文化的强势攻击面前，国人茫然无助者有之，颓丧失意者有之，屈膝投降者有之，然而更有高瞻远瞩之士，积极交流、多方沟通，探索中医发展之路。无论是西医的"强势闯入"，还是中医的"自信走出"，都离不开上海这一政治、文化、经济、医学等诸多方面的荟萃之地。

《医学交流》辑录了1840～1949年间上海医学的对外交流情况，由展会、书籍、技术、药物、疾病、教育、人物、机构等内容组成，涵盖了沪上药物贸易、医药交流展览、医技传播、医界医事、医校医院、各类译本等诸多方面的基本情况，使读者可以领略近代上海医学交流的风云画卷。

七、《医林闻趣》——载医林之轶事，瞻先贤之雅趣

《医林闻趣》将近代上海中医药领域的一些著名医家的临诊特色、日常生活、社会活动、人际交往、雅趣嗜好等方面的趣闻轶事，编撰成可读性较强的叙事性故事，以重现当时海派中医鲜活的医人事迹。全书分为"医人趣闻""医事闻趣""药事闻趣""名人与中医轶事"四部分，就像多棱镜一样折射出这一时期上海滩各路医家多姿多彩的临床特色和包容扬弃的医学文化氛围。

八、《药肆文化》——鉴药肆之文化，观国药之浮沉

《药肆文化》主要介绍了近代上海国药业的情况。上海自开埠以后，国药业进入了繁荣时期，著名的"四大户""八大家""四大参号"及粹华、佛慈等药厂纷纷建立，上海国药业亦组成了国药业同业会及国药业职工会等组织，参与了近代上海的救国运动。

本书通过对药肆文化的记述，向读者介绍了近代上海国药业许多不为人知的一面，以此纪念那个风云动荡的年代，国药业与之沉浮的动人故事。

九、《医刊辑录》——溯期刊之往昔，忆国医之峥嵘

寻访老期刊，是一次别开生面的揽胜之旅。然而，回顾中医药的老期刊，更多的是一趟文化苦旅。翻开这些泛黄的册页，满目触及的是战斗的檄文、激烈的辩述，还有深刻的反省。历史上的中医药从未如此窘困，也从未如此澎湃。

本书收集 1840～1949 年上海行政区划内出版和发行的中医药期刊 10 余种，从中发掘有意义的文章、期刊背后的故事、创办的前因后果等，并简单介绍期刊的开办时间、发行周期、板块设置、创办者和出版者、期刊特点、重要文章等。内容取材广泛，围绕期刊讲故事，以求展现近代中医药老期刊的精神风貌。

十、《医家遗墨》——品大师之遗墨，赏儒医之风骨

古人云，闻弦歌而知雅意，而赏医家之翰墨，更能领略其儒者之风范，高雅之情操，恬澹之心境。

海上中医大师们不仅医术精湛，而且多擅长笔墨丹青。例如，寓居上海的一代名医王仲奇先生，不仅以新安王氏内科的高明医术饮誉海内外，而且学问造诣深厚，医案文采飞扬，常引经据典，且工于书法，故深得著名画家黄宾虹赏识，黄氏曾称赞其处方："笔墨精良，本身就是书法艺术品。"又如，海派名医程门雪多才多艺，有诗、书、画"三绝"之誉。国画大师王个簃称其"不以诗名，而境界高雅，时手鲜有其匹"。

《医家遗墨》介绍近现代上海中医名家的著书手稿、处方药笺、题署序跋、诗画文墨等，图文并茂，并联系社会文化背景，稍加释读，使读者感受当时医家的笔墨文化。

结语

传统是从过去传延到今天的事物。凡是被人类赋予价值和意义的事物，传延三代以上的都是传统。传统的功能是保持文化的连续性，为社会带来秩序与意义。传统是人类智慧在历史长河中的积淀，是世代相传的行为方式，是规范社会行为、具有道德感召力的文化力量。而传统的特色又往往是其生命力之所在。纵览全书，"海上医事——近代上海中医文化"有以下特色。

文化立意，钩深致远。一个民族的复兴或崛起，常常以民族文化的复兴和民族精神的崛起为先导。中医药学作为中国传统文化的精髓，同时承载着复兴中国传统文化的历史使命。"国医大师"裘沛然曾说："医学是小道，文化是大道，大道通，小道亦通。"故本系列丛书以文化立意，从文化角度来探讨海派中医，可谓探赜索隐，钩深致远。

包罗万象，无所不涵。本系列丛书涵盖了海派中医文化的方方面面，如医政、讲稿、医案、广告、期刊、书画等，林林总总，不一而足，似万花筒般包罗万象、无所不涵，又如多棱镜般折射出五彩缤纷、绚烂夺目的文化百态。书中既有钩深极奥、严谨务实的讲义、医案等，又有通俗易懂、生动活泼的趣闻、轶事，故适合各类人群阅读。

以史为镜，酌古斟今。本系列丛书不仅从文化角度横向探讨海派中医的各个方面，而且从史学角度纵向梳理海派中医的发展脉络，使医学研究更加全面严谨，愈发血肉丰满。《战国策》说："前事之不忘，后事之师。"传统医学的发展，如同"泛泛杨舟，载浮载沉"，并非一帆风顺。民国时期，"瑰宝蒙尘"，海派先贤们一方面竞尚新学，冀图振兴，一方面涵泳古今，铁肩卫道；而"浮薄幸进之流，则视吾国固有文化如敝屣，毋问精粗，罔辨真伪，唯恐扫除之不力，甚至有倡言废除汉文者，直欲从根本上消灭中华文化，更何惜于民族医学。"（裘沛然语）反观今日，仍有浅鄙之流诋毁中医，抛出"废医验药"之谬论。故以史为镜，酌古斟今，重温那段历史，对我们当今如何发展中医，仍具现实意义。

陈寅恪先生曾说："华夏民族之文化，历数千载之演进，造极于赵宋之世。后渐衰微，终必复振。譬诸冬季之树木，虽已凋落，而本根未死，阳春气暖，萌芽日长，及至盛夏，枝叶扶疏，亭亭如车盖，又可庇荫百十人矣。"北宋王安石有诗云："岁老根弥壮，阳骄叶更阴。"历经五千年风雨沧桑的中医必将伴随着中华民族和中华传统文化的全面复兴而重新焕发绚丽光彩。大风泱泱，大潮滂滂，海派中医，以其"海纳百川、有容乃大"的气魄，亦必将站在时代潮流的浪尖尽展英姿，再领风骚。钱穆先生曾说："任何一国之国民，尤其是自称知识在水平线以上之国民，对其本国已往历史应该略有所知。所谓对其本国已往历史略有所知者，尤必附随一种对其本国已往历史之温情与敬意。"值兹"海上医事——近代上海中医文化"即将付梓之际，乃握管濡毫，书是序以弁简端。

王　键

戊戌年立冬时节于少默轩

医疗卫生是与民生息息相关的事业，其发展不仅有赖于社会经济、文化的水平，更可映射出这一时期的社会文明程度，而传统中医更是与中国社会及人文精神密切相关。

　　上海自开埠以来，迅速成为近代中国的商业、工业、金融中心。在经济、文化繁荣兴旺的同时，也带来了医疗卫生事业的昌盛。这一时期的上海，吸引了周边乃至全国各地的中医名家长期驻足，成为中医药文化发展和传播的重要地区。但近代西风东渐的社会环境下，中医始终面临着生存危机，在得不到国家政策、财力等支持的情况下，上海中医界在积极抗争救亡的同时，吸取西方医学的科学思想，通过兴办中医学校、创办中医社团、发行医学报刊、编写学校教材来培养中医人才，并借鉴西方医学先进的科学理念，积极开办医院、建造药厂、创办中医书局来促进当时的中医药事业发展。因此，尽管近代中医药发展在政策上受到了压制，但是在当时的上海地区，中医药事业发展还是呈现出了百家争鸣、百花齐放的繁荣局面，成为近代中医药学术发展的中心。

　　近代的上海，由于地域、经济、人才等方面的优势，始终引领着中医药学术和文化发展方向，而上海中医界善于兼容并蓄，具有勇于扬弃、开拓创新的汇通新思想，逐渐形成了具有多元文化背景、海纳百川的海上中医现象，即后人所称的"海派中医"。

"海上医事——近代上海中医文化"丛书通过对近代，特别是民国时期上海医政医事、医家传略、名家医案、医家传薪讲稿、民国医刊、医家遗墨、医林闻趣、药肆与药厂等方面的重温和描述，试图从多个角度向读者展示近代上海中医药学术和文化特色，使读者在阅读后既能了解近代上海中医药发展的历史，又能领略多姿多彩的海派中医文化现象。

本套丛书分为十册，分别为：《医政医事》《名医传芳》《名家方案》《讲稿选萃》《医刊辑录》《医家遗墨》《医林闻趣》《药肆文化》《医事广告》《医学交流》。每册书中适当配以图像资料，以增加内容阅读的生动性和有趣性，使阅读群体不仅仅局限于中医专业人士，更有广泛的受众。

丛书编撰过程中，在收集具有代表性的近代中医政策、中医事件、中医代表人物生平事迹时，尽量将一些目前正在研究但尚未报道或报道较少、鲜为人知的中医人、中医事及医家遗作遗墨等收录丛书，以充分展示近代上海中医药发展的历史脉络及中医药人文特色。

编　者

2018 年 4 月

编写说明

　　卫生行政活动是根据国家意志以保障并增进全民健康为目的的政府活动。我国在 19 世纪末 20 世纪初，社会发生一系列重大变革，文化、科技、医疗、商业等各行业开始了近代化进程。医疗行业中公共卫生制度的建立又是近代化的重要标志之一，所以民国时期，政府开始在全国范围内推动公共卫生行政体制的建立。民国中医的行政管理与社会发展趋势是无法分开的，中医被以西医学为背景的近代卫生制度纳入卫生行政体系中，开始了漫长而布满荆棘的发展之路。

　　民国时期是我国医疗行政制度的起步阶段，思维和方法基本仿照西方，而偏重理论、不予实践调研的直接搬抄显然有些水土不服，与中医的本土特性格格不入，甚至引起了严重的文化与思维冲突。在这种冲突下产生的一系列中医政令和医事，就是一部中医在社会动荡、文化危机下的生存抗争史。上海是我国近代社会文化变革的试验场，是多元文化碰撞最为激烈的地方，所以这种抗争也最易发生。相对而言，上海中医界获得卫生政令的消息最快，反应也最为敏锐，组织全国中医界对抗不合理卫生政令的事件大多是从上海开始的，上海中医界三大团体（上海中医学会、神州医药总会、上海市国医公会）成了当时中医界抗争的有力支柱，中医界延续至今的"三一七国医节",就是为了纪念当时中医界抗议废止中医的政令而产生的,这一抗争始于上海,推及全国。

为了较好地反映近代上海中医相关医政医事的大体概况,本书梳理了民国时期上海实行或颁布的中医相关政令,以及公布后所带来的社会影响和重大事件。在内容上主要分为四个部分,包括管理政令与医事、教育政令与医事、药业政令与医事及其他政令与医事。管理政令包括,上海地区官方主要颁布施行的卫生行政法令,这些频繁变动、朝令夕改的政令是当时社会动荡的缩影。教育政令反映了民国时期政府对待中医教育的态度,由最开始的漏列否定,到后期的自治管理,都未能给中医教育一个合理地位,在上海创办的多所中医学校也在纷乱的政令中风雨飘摇。药业政令与中医发展息息相关,中医困境使中药行业有唇亡齿寒之感,但相对中医管理、教育政令,中药行业政令大体温和,矛盾主要集中在手续的繁琐和商业税收的不合理。其他政令主要是有关上海中医禁用西药西械、新闻广告刊登、诉讼案鉴定、缴纳税费评定、租界内中医政令等几方面,可以从不同的角度了解当时的中医环境。

阅读这些民国时期上海地区的特色政令与事件时,我们也看到了在那一特殊时期,中医前辈是如何挺身而出守护这一瑰宝、让它在逆境中继续前行的,以史为鉴,令人深思。

由于编者学识所限,书中当有诸多不足之处,请读者不吝指正。

张雪丹

2018 年 9 月

目录

■ 中医教育政令及医事

■ 中药行业政令与医事

中医其他政令与医事

中医管理政令及医事

民国初期，南京临时政府尚未来得及出台相关的医药政策，政权旋遭北洋军阀窃取。北洋政府统治时期由于军阀割据，各自为政，故对全国的医药管理一直未能统一，在其政府内也一直未形成完善的卫生行政系统。临时政府和北洋政府时期并未建立专门的中医药卫生行政组织，国家卫生行政组织设立的法律依据是《临时政府组织大纲》，内政部卫生司属国家卫生行政机关，负责全国卫生行政事务。当时医学学术、医学教育归教育部管属，公共卫生归内政部警察总署管属，公共防疫和海关检疫则归外交部管理。内政部设卫生司，实际上只管中医，因为当时西医数量很少而且多在军队、教会医院和学校中供职。[1] 这一时期的上海地区卫生行政体系相对稳定，主要由淞沪警察厅设立的卫生科，及后期的上海淞沪商埠卫生局负责，主要传达和执行北洋政府的医政法令。

　　北洋政府时期，鉴于政府对中医工作的不重视，由上海"神州医药学会"余伯陶、包识生等人向全国中医药界发出呼吁，联合国内各地中医药组织，于1914年11月推选叶晋叔、刘筱云、陈春园等为代表，组成"中医救亡请愿团"，到北洋政府的国务院请愿，要求政府放弃不利于中医事业的政策，并要求将中医列入政府教育的组成部分。当时北洋政府的教育总长汪大燮在接见中医药请愿代表团时竟言："我今后决意废弃中医，不用中药，所请立案一则，是难于照准的。"此次请愿未能成功。

---

[1] 陕西中医学院.中国医学史.贵阳：贵州人民出版社，1988：124.

一、《管理医士暂行规则》

（1922 年 3 月）

1922 年 3 月，北洋政府内务部制订了《管理医士暂行规则》，对中医生考试和登记作了规定，由省市警署负责执行具体事宜。

《管理医士暂行规则》①

（1922 年 3 月 9 日内务部公布）

第一条　凡依本规则之规定，经内务部核准，发给医士开业执照者，均称医士。

第二条　凡具有医士资格者，应由内务部发给医士开业执照。其未经核准给照者，不得执行医士之业务。

第三条　凡年在二十五岁以上，具有下列资格之一者，方准发给医士开业执照。

1. 曾经各该地方警察厅考试及格，领有证明文件者。

2. 在中医学校或中医传习所肄业三年以上，领有毕业文凭者。

3. 曾任官、公立医院医员三年以上，确有成绩及证明文件，并取具给照医师或医士三人以上之保证者。

4. 有医术智识经验，在本规则施行前，行医五年以上，有确实证明，并取具给照医师或医士三人以上之保证者。

第四条　犯下列各项之一者，不得发给医士开业执照。

1. 曾判处三等以上有期徒刑者。但国事犯之业经复权者，不在此限。

2. 在停止公权中者。

3. 聋者、哑者、盲者、精神病者、禁治产者、准禁治产者。

第五条　凡具领医士执照，应备执照费十元，印花税二元，半身相片一张，履历书一纸，连同毕业文凭，资格证明文件及保证书等，呈由

---

① 绍兴医药学报，1922（12）4：65～67．

内务部或由该管警察厅所，汇报警务处，转请内务部核发。

第六条　所领执照，如有毁损、遗失等情，呈请补领时，应遵照本规则第五条之规定，缴费一元，并印花税二元，呈请内务部或由该管警察厅所，呈由警务处转请补发。

第七条　在本规则未公布前，业经领有部颁执照，并与第三条各项资格相符者，准其缴印花税二元，呈请换照，不再缴费。其在警察厅注册领照，未经领有部照者，仍须将原件呈验，并遵照本规则第五条之规定，缴纳照费，补领部颁执照。

第八条　本规则公布后，凡现在开业之医士，未经领有部照者，应由各该管警察厅所限期呈领。

第九条　医士欲在某处开业，须连同部颁执照，向各该管警察厅所请求注册。

第十条　医士如有开业、歇业、复业或转移、死亡等事，应于十日内，向该管警察厅所报告。

第十一条　医士如犯第四条第一项及第三项之一时，应将开业执照取消。但第三项所列之原因，如业经消失或确有改悛情事时，得再发给此项执照。

第十二条　凡医士关于其业务，如有不正当之行为，与精神有异状，不能执行医业时，得由该管官厅取具给照医士三人以上之证明，暂令停止营业或追缴执照。

第十三条　凡医士诊治是否收费，并收费若干，应先呈报该管警察厅所备查。并应遵照官厅所定之式样，自备两联单。当诊治时，即将年月日、医士姓名、病人姓名、年龄、药名、分量、用法等项，编号填记，并自盖名戳。一联给予病人，一联汇存备查。如有药方不符，或医治错误，经该管官厅查实时，即分别轻重，予以相当之处分。

第十四条　外诊时，亦应携带两联单，按照前条办理。

第十五条　医士非亲自诊察，不得施行治疗或开给处方及交付诊断书。

第十六条　医士每月应将诊治人数，分别治愈、转治、死亡三项，列表汇报该管警察厅所，遇有传染病或疑似传染病及中毒者时，应即据实向该管官厅呈报。

第十七条　医士如无法令所规定之正当理由，不得拒绝诊断书。

第十八条　医士不得因请托，贿赂，伪造证书，或用药物及其他方法堕胎。违者，照现行刑律治罪。

第十九条　医士关于其业务，不得登载及散布夸张虚伪之广告。

第二十条　医士关于公务上有应遵从该管官厅指挥之义务。

第二十一条　本规则自公布后，凡未领部颁医士开业执照，及执照取销与停止营业者，概不准擅自执行医务。违者处二百元以下之罚金。

第二十二条　医士如受取销之处分时，应于三日内，将执照向该管警察厅所缴销。其受停止处分者，应将执照送由该管警察厅所，将停止理由及限期记载于该照里面后，再交由本人收执。

第二十三条　医士如触犯刑律时，应按刑律之规定，送由司法机关办理。如违反本规则之规定时，得由该管警察厅所分别轻重，予以罚金，及禁止营业或停止营业之处分。

第二十四条　凡采用西法之医士，得适用医师规则第十二条、第十三条、第十四条、第十五条、第十六条、第十七条、第十八条、第二十一条之规定。至本规则第十二条、第十三条及第十四条，不适用之。

第二十五条　本规则公布满二年后，凡非合于本规则第三条一、二两项资格者，不发给医士开业执照。

第二十六条　本规则俟教育部颁布医师、药剂师考试章程后，另行修改之。

第二十七条　本规则自公布日施行。

此暂行规则涉及中医开业资格、年限、领照办法、违规惩戒办法等，其中许多内容对中医发展非常不利，如开业资格中不列世医、师传两项，而当时并无政府立案的中医学校，行医者都是中医师传或祖传，如果按此办理必致多数中医失业。此外，中医领照要交很高的税费，并须三人以上开业中医具保，可以说每一条都非常苛刻。1922 年 4 月 17 日，内务部又在此基础上公布了《管理医师医士暂行规则实施手续》，详细规定了具体的实施办法。1922 年 5 月 27 日，当时负责管理中医的上海淞沪警察厅根据《管理医士暂行规则》的第三条制定了上海管理医士规则的实施办法。"淞沪警察厅长徐国梁近奉北京内务部令，管理医师医士开业并颁发管理医士规则及实施手续各一份。仰即转饬所属，自文到三日起至迟于三个月以内一律实施等因。昨特通令所属各区署所一体遵照办理。南市第一区警署王金山署长奉令后，特令差遣巡长张守田挑选巡逻警一名，随同韩巡长，在本管境内将所有医士详细调查"。①

《管理医师医士暂行规则实施手续》②
（1922年4月17日内务部公布）

第一条　关于管理医师、医士暂行规则之实施，应遵照下列各条办理。

第二条　各省区警察厅、所，于收受医师、医士照费时，应即给予回执，并应将此项照费暨证明文件、印花税费等项，随时呈由各该警务处转呈核办。

第三条　各省区警察厅、所，应备置医师及医士名簿，以便登记医师、医士之认许及取消事项（名簿式样附后）。

第四条　凡初次领照地方，如确系偏僻，无领照医师、医士出具保证书时，其具保与被保之医士，得用连环保结法，同时呈请具领（保证书式附后）。

第五条　凡领有部照之医师，医士，欲在某地开业，请求注册时，应备具声请书及注册费二元，请求注册。

第六条　声请书内，应将姓名、年龄、籍贯、住址、资格及执照号数、开业地点、给照年月日等项，逐一开列明晰，以便实行注册。

第七条　各省区警察厅、所，于施行注册后，应按照后列医师、医士开业报告表式，分别编列表册，呈由各该省区警务处报部备查。

第八条　凡由医师、医士取得之照费，得由各该管警务处截留十分之二；至所取之罚款及注册费，均准充作各该省区卫生行政经费。

第九条　医师所用诊断书等项，除遵照管理医师暂行规则办理外，其传染病报告表及每月诊治人数报告表，应遵照后列各种式样办理。

① 申报，1922-5-27.
② 陈明光.中国卫生法规史料选编（1912～1949.9）.上海：上海医科大学出版社，1996（1）：625.

第十条　医士所用两联单,传染病报告表及每月诊治人数报告表,均应遵照后列各种式样办理。

第十一条　以上所列各条,如有未尽事宜,得随时酌量修改。

因此规定颇为严苛,不符合中医生存和发展,高额的登记费也有敛财之嫌,故此法令刚一公布就遭到上海中医界的强烈反对。上海中医协会于1922年5月20日召集会员开会,会长丁甘仁提议联合各地中医团体进行抗争,得到与会者赞同。各地中医团体积极响应,不久即收到各地复函数十篇,皆表示坚决反对内务部规则。5月30日,上海中医协会再度开会。6月2日,上海中医界代表在三马路河南商界联合会会所举行联席会议。到会者有神州医药总会、中华医药联合会、上海中医协会及仁济堂、市民医院、联义善会、南北广益中医院等团体的代表共百余人。会上,中医界的代表积极发言。丁仲英首先发言:"我上海中医界决不屈服于苛政,宜作有秩序的抗争,方能保全中医不致沦亡。"6月11日晚,中医界代表在六马路仁济堂举行联合会议,到会者除本埠各中医药团体外,还有南京、镇江、松江、无锡、溧阳、扬州、常熟等外埠医会代表共百余人。[①]

全体中医界要求内政部修正内部管理医士规则,并反对领照缴费。上海中医界三大团体发表《上海中医学会宣言书》,要求修正内部管理医士规则,"法令不行,非关人民奉行之不力。立法者先有所偏,条件繁苛,俨同征服,虽欲不言而神明不泯,心若使之,口欲宣之矣。自内部颁布管理医士规则,全国医界乃为之俶扰不宁,不平之鸣,又乌可已。兹将规则之尤苛烈者,驳议于下,以与国人共见"。[②]并发表了《内部管理医士规则驳意见书》,提出对此法令的修改意见和实施办法。

《上海中医学会宣言书》[③]

上海中医学会因反对内务部管理医士规则,特发出宣言书云:凡事

① 肖凤彬.民国时期上海的中西医论争.近代史学刊(第5辑),2009(1):1.
② 绍兴医药学报星期增刊,1922(127):6.
③ 上海中医学会宣言书.医药杂志,1922,6(1):51～52.

趋极端之见者，势必激成对抗，而盈虚酌剂，宜适其中。庶蹉跎于既往者，得补救于将来。内部颁布管理医士规则，拂逆舆情，趋于极端，可谓甚矣！视医士为刍狗，藉管理而敛财。果此计而得售，岂惟中医之人格扫地无余。数千年神圣之国学亦几乎息矣。人有此心，心同此理。呼号反对，函电交驰，势也，亦宜也。同人等熟思审虑，敢贡愚忱，以为管理在所宜行，不当出于官厅之武断，规则当然明定，务修正苛刻之条文，更当一致拒绝缴费，由医界通力合作，振兴中医，为根本之解决，安有腼颜低首，一任内部官厅之支配者。夫医操死生之大权，理宜慎重而取缔，医为民命之所系，尤不能不慎重而维持，乃观内部条例，资格则就轻而避重，取罚则三令而五申。唯恐招徕之术不精，苛敛之门不广，以言管理，宁非笑谈，陷阱医林，殊堪疾首。当此中医学校，寥若晨星，师门传授，艺术精通者固多，而涉猎粗浅、一知半解者，保无混迹其间。以官厅之空谈经验，仅凭保证传闻，曷若征取各地医士之医论方案，交付医会审查，或推各地名医，为众望所归者主试，则其收取缔之效，当有可观。此规则宜修正者一也。医亦国民一分子，同为国家法律所保护，今规则所谓诊治收费，呈报备查，并备两联单，并应将每月诊治人数，分别治愈、转治、死亡三项，汇报警厅，纠葛顿添，亦既酷矣。又曰医治错误，由该管官厅分别轻重处分，宜修正者，又其一也。尤有进者，国家培植人才，具有专责，况医为民命之所托，东西各国，莫不重视医校。今内部既慎重民命，颁布管理医士之规则，应先与办医校，培植医界杰出之人才，中西并进，标本兼治。夫中国医学，具有数千年历史，其价值可不待言。今且不谈学理，就其浅近言之，试思中国人民，其自身或有趋时，曾就西医之诊治，其父若祖，何莫非受中医之治。其子若孙，至今无恙，盖中医自有可存之道，断不能偏废盲从。政府宜负倡导之责也。中国幅员之广，户口之繁，社会经济之恐慌，尽驱全国病民，延西医，服西药，费用骤添数倍，漏卮在堪虞，民生国计之穷蹙，更有不堪设想者，奈何为渊驱鱼，必令国脉穷蹙，而后已耶！中医之不可废，既彰彰若此，振兴之道，在先造就人才，势必甄陶于学校，而环顾我国医校，竟属寥寥，玩揭因循，实难起色。政府固无的款，医界应自为谋。内部颁布管理医士规则，其资格亦有取于中医学校及传习所，何以政府绝无提倡，此诚大感不解者也。内部此举，果在敛财，为吾人所绝端反对，要知政府初无裨益提倡之功，吾人为反对苛政计，为保全人格计，虽即日罢诊，又何足惜。果非为敛财，而为慎重民命计者，吾人即宜急起直追，为大规模之运动，从事中医之根本计划，广办中医学校，以医界之金钱，为整顿中医之预备。初非向政府为过分之要求，一转移间，炎黄绝学，可以冒明，济世利人，民生永赖，此为存亡绝续之交，一发千钧之会，与其为消极之反对，何如为积极之图谋，各地医会，不乏明哲，所望群起猛进，一方从事革新，一方要求修正规则，果能允准，然后领照，时犹未晚，至中医学校科目，在教部本无定章，弃如弁发久矣。吾人尤应征集全国医界名流，不厌详尽，斟配至当，亟呈教部规定，事在必行，义无反顾，立中医不败之基，为国学无疆之望，其在斯乎？愿具此坚决之毅力，与内部周旋，更愿抱此正大之精神，与诸君共勉。特此宣言，诸维公察。

《内部管理医士规则驳意见书》[1]

本年三月二十一日第二一七三号政府公报颁布管理医士规则二十七条，清浊混淆，窒碍难行之处迭见间出，诚恐利未见而弊已随之，民无托命，医有危机，本会为中医界集合之团体，身处局中，洞如观火，骨鲠在喉，非吐不快。中医近年来之由学校毕业者，固多而得自家传、师授，研究学术者亦复不少。管理规则第三条二三四项所定则是洁身自好，学有渊源者，或不能利人而济世，彼江湖卖药，转徙多年，或引类呼朋，共相狼狈者，皆得售其技矣。社会之业中医，原不乏慈祥恺恻之人，诊例不事苛求，贫病施医给药，故从来言医者皆谓行道济世，初非谋利图生，内部慎重民命，考试而取缔之可也，乃必责其具执照印花等费，是塞施济乐善之门而开逐利奔竞之隙也，窃期期以为不可。中医手续之繁，远非西医可论，但言四诊已费许时，脉案既已详明，手续自形繁琐，若用两联单，徒加桎梏而已，一遇急症险症，方将戒惧临渊，弥缝过失，谁肯身犯大难，拯人疾苦耶？且谓西医不适用十二、十三、十四

① 绍兴医药学报星期增刊，1922（122）：5.

诸条，显分轩轾，更觉不伦，再第二十二条所载，未领执照便处二百元以下之罚金，吾恐各地警察方将风闻兴起，以遂其敲索之大愿，医者宁不寒心？略举一斑已多弊，实无益于社会，有害于医家。尤有进者，民国来执政者皆漠视中医，扬彼西学，夫西医纵有十全之益，而中医岂无一日之长？每年民病死亡计数，虽无确时之调查，而就见问所及，死于西医较之中医，约有过之无不及。年来爱国思潮日兴月益，乃独于民命所关之医术，当局者不加提倡改善之，以保我数千年神圣之国粹，以留我数千万药材之利源，而轻视之不足，又践踏之，疾首痛心，深堪叹息。本会网罗同志，集合明贤，方将为中医界争一线之光明，入康庄之坦道，内部令颁，群情骇异，用特胪举数端上呈清听，尚希各地同志共抒意见，以谋对付，不特中医界之幸，亦中国之幸也。

◎规则第三条第一款，曾经各该地地方警察厅考试及格，领有证明文件者。

驳议：警厅考试医士固属甚佳，然主考者宜有充分之学识经验，名重于医林者，方足胜任而餍众望，各处名为考试，实多掩饰，良莠混淆，庸医仍未淘汰，果必行之，亟宜审慎，计议就各地医林负重望者，参酌至公，庶收取缔之实效。

◎第三条第二款，在中医学校、中医传习所肄业三年以上，领有毕业文凭者。

驳议：政府素无中医学校之提倡，而教育部亦并无中医学校及中医科目之规定，最为中医界疾首痛心之事。近年各地虽有热心者创设医校，亦在少数。以此规定资格，亟宜呈请内部从速提倡鼓励，并由教育部早日规定中医课程，设校育才，保存国学，以免将来中医人才之缺失。

◎第三条第三款，曾任官立公立医院医员三年以上，确有成绩及证明文件并所有具给照医师医士三人以上保证者。

驳议：曾读汤方歌诀，悬壶五年，并无学识经验者，更如师巫之辈，苟得三人保证，是否亦可领照，以此规定资格更属虚文。

◎就以上四项资格，言之避重就轻，令人入彀，招徕之术，可谓精矣。不从根本倡导，乃为此攫财之方，殊堪叹息。

◎规则第五条，凡具领医士执照，应备执照费十元，印花税两元，半身照片一张，履历书一纸，连同毕业文凭、资格证明文件及保证书等，呈由内务部或由该管警察厅所汇报警务处，转请内务部核发。

驳议：执照两字名义欠通，盖医生不尽营业性质，实包于慈善事业之内，责任綦重，痛痒关民。昔人比之良相，有以也。今以商店、妓寮目之，辱贱甚矣。西国检定医士，皆给证书，为正大妨效之。然内部应将苛烈条件收回，取消根本改组，确有倡导中医之表示，方可承领。否则苛征暴敛，万万不能承认。

◎规则第七条，在本规则未公布前业经领有部颁执照，并与第三条各项资格相符者，准其缴纳印花二元，呈请换照不再缴费，其在警察厅注册领照，未经领有部照者，仍须将原件呈验，并遵照本规则第五条之规定，缴纳照费补领部颁执照。

驳议：内务部执照与警察厅执照同为官厅发给信任医生之证明物件，何以又显分轩轾，亦一疑问，且警察厅亦无发放医士执照之特权，专司注册一项足矣，既免警察厅繁复之手续，更尊内部证书之价值。

◎规则第十二条，凡医士关于其业务，如有不正当之行为，与精神有异状，不能执行医业时，得由该管厅取具给照医士三人以上之证明，暂行止营业或追缴执照。

驳议：医者精神有异状时，已不能自行其职务，何用官厅之干涉，更何用同业之证明。如有不正当之行为，自有国家法律在，民事刑事皆归司法范围，病有复原之日，罪非必死之囚。今所谓停止营业，及追缴执照者，为后来再取照费之地步耳。

◎规则第十三条，凡医士诊治是否取费，并收费若干，应先呈报该管警察厅所备查，并应遵照官厅所定之样式，自备两联单，当诊治时，即将年月日、医士姓名、年龄、药名、分量、用法等项编号填记，并自盖名戳。一联给与病人，一联存案备查，如有药方不符，或医治错误，经该管官厅查实，即行分别轻重，予以相当处分。

驳议：医抱慈善性质，收费若干，当视学术之精粗与病家处境之贫富。初无定例，将依何种标准以作呈报，至用两联单，增繁医士手续，万难实行，遇有重症，医生本应自留方案，轻症留案，不胜其繁。至云药方不符，或医治错误，经该管官厅查实，即分别轻重，予以相当处分云云，中医病机治法，有正治、从治，阴盛格阳、阳盛格阴，真热假寒、真寒假热，上热下寒、上寒下热，标寒本热、本寒标热，昼热夜寒、昼寒夜热等区别，病机变幻，朝夕纷更，非有数十年医学经验者，不能明疗，又安可持不能更动之方，而断变化莫测之病，欲加之罪，何患无辞。若果实行，医林必罹毋妄之灾矣！

◎规则第十五条，医士非亲自诊察，不得施行治疗或开给处方及交付诊断书。

驳议： 医者远道出诊，或有不能应诊，委托相知，有素平昔信任者代诊，则其学问、经验自有相当之程度，足以胜任而愉快，又且必得病家之同意，然后与之诊症处方，何必多此苛例。

◎规则第十六条，医士每月应将诊治人数分别治愈、转治、死亡三项，列表汇报，该管警察厅所遇有传染病，或疑似传染病，及中毒者，应即据实向该管官厅呈报。

驳议： 医者局处一方，遐迩来者少以数计，多至数十百计，治愈、死亡病家既无报告，且求治者远至数十百里，医者又安能一一登户而访之。如警厅人员其每年释放囚犯，孰能改过，孰不能自新，以此问之，彼必瞠目不能对，何独严责于医。是以每月汇报，事属万难，至言传染病，随时呈报，若每日有传染病数十起，或地处偏僻，距官厅数十里之遥，应用急足若干，方敷调遣。

◎规则第十七条，医士如无法令所规定之正当理由，不得拒绝诊断书。

驳议： 医者为人诊病，是其天职，所谓法令所规定之正当理由，殊欠明疗。

◎规则第十八条，医士不得因请托，贿赂，伪造证书，或用药物及其他方法堕胎，违者照现行刑律治罪。

驳议： 此乃关于良心道德问题，稍有人心，何忍出此。至言用药物及其他方法堕胎，或有素患小产或跌仆损伤而胎落者，或因伤寒热病，医治其病而胎落者，将亦照刑律治罪乎？蔑视医生，摧残人格无余。

◎规则第二十条，医士关于公务上，应遵从该管官厅指挥之义务。

驳议： 医者对于地方公益、救济病困，虽有应尽之义务。然必由本人自有余力，无不乐为。"公务"二字突何所指，医士究受官厅何种利权，而有应遵指挥之义务耶？是乃剥夺医生之"自由""幸福""人格"而为"强迫""拘束""受制"也。

◎规则第二十四条，凡采用西法之医士得适用医师规则第十二条、第十三条、第十四条、第十五条、第十六条、第十七条、第十八条、第二十一条之规定，至本规第十二条、第十三条及第十四条不适用之。

驳议： 中医创自神农，迄今四千余年，代有名贤，迭收效验。今一师一士，别其名分，显是抑中阳西，重邻蔑己。中医不振，实由政府之不为提倡而反摧残以致耳！至本规则第十二、十三、十四条，不适用于西法之医士更必难索解。

上列各条仅举一斑，以论之条件苛酷且繁，置中医于绝境，驳不胜驳，亦不牛驳也，或曰内部无实行条件之要，其真意别有所在，呜呼！吾欲无言。

《内部管理医士规则驳意见书》中的十四条驳议均切中要害，指出此法令的弊端和缺陷。因上海等地中医界的坚决反对，加上当时局势动荡，战事又起，内务部只得宣布两套规则"暂缓实行"。这次抗争活动的成功，使中医界进一步认识到团体的重要性，产生了积极的示范作用。

此后，北洋政府在 1925 年又重新修订了管理医士规则，颁布了《中医医士管理规则》法令，此次法令与前一部法令相比，相对切合当时中医界的状况，对中医开业医生要求较宽松，照顾到了广大中医开业者的利益，并承认了未经教育部立案的中医药学校的合法地位。然而，当该规则发布时北洋政府已危在旦夕，顾不上此规则的具体实施了。

《中医医士管理规则》[1]

第三条 凡年在 30 岁以上具有下列资格者，得呈检给医生执照。

1. 在各省市曾经立案之公私立中国医药学校或传习所毕业领有证书，或在内政部立案之医药会会员，有著作论文、经学会准许并有该学会之证明书者。

---

[1] 中医医士管理规则.中国第二历史档案馆藏：1001-72.

2. 曾在公私立各机关医员医官、公立医学校医科教员或官、公立医院医士三年以上确有成绩及证明文件，并取具给照医士三人以上之保证者。

3. 有医术知识，在本规则施行前行医三年以上，有确实证明，并取具给照医士五人以上之保证者。

二、上海淞沪商埠卫生局公布 《医士登记并开业试验章程》

（1926 年 10 月）

上海淞沪商埠卫生局于 1926 年由孙传芳创立，在 1927 年整合了当时的淞沪警察厅卫生科、沪北工巡捐局巡务科和上海市公所卫生处、清道处三个市政自治组织，更名为"淞沪卫生局"。淞沪卫生局后于 1927 年 7 月 8 日由上海特别市卫生局接管。上海特别市市政府训令第十二号："本特别市市政府业经成立，淞沪卫生局应归本特别市卫生局接办，除令派员前往该局接收外，仰即遵照移交。此令，中华民国十六年七月八日。"[1]

上海淞沪商埠卫生局在 1926 年尝试施行医师登记，主要目的在于对辖区内执业医师进行规范管理，并借以推行居民生死统计、防疫、违禁药品管理等卫生行政事务。由于卫生局初创仅 8 人，需要当地医界及社会名流的支持。因此，卫生局特聘定当地士绅及中西医生若干名组成"卫生委员会"，协助处理医师登记及卫生行政事务。[2]

《淞沪商埠卫生局卫生委员会规则》[3]

（十月十七日第二届委员会提议修改）

第一条　淞沪商埠卫生局依淞沪商埠卫生局规则第十六条设卫生委

① 上海特别市市政府市政公报，1927（1）：11.
② 朱英，尹倩.民国时期的医师登记及其纷争——以上海地区为考察中心.华中师范大学学报（人文社会科学版），2009（5）：76.
③ 中华医学杂志，1926，12（6）：649.

中医管理政令及医事

员会。

第二条　卫生委员会委员由淞沪商埠督办公署聘请素孚众望者六人、有专门卫生学识者六人组织之。任期三年，每年改聘三分之一。

第三条　卫生委员会委员均为名誉职。

第四条　卫生委员会各委员互选会长一人，为开会时主席。

第五条　卫生委员会开会时，局长、副局长或所派人员得出席于卫生委员会。

第六条　卫生委员会除处理淞沪商埠卫生局交议或咨询事项外，并得以委员多数之同意，建议于淞沪商埠卫生局。

第七条　卫生委员会到会人数不足两种委员各半数以上者，不得处理或会议该会事务。

第八条　卫生委员会所有庶务记录管卷等事务，悉由淞沪商埠卫生局事务员兼理。

第九条　本规则如有未尽事宜，得随时呈请修正。

第十条　本规则自淞沪商埠卫生局开办日施行。

上海淞沪商埠卫生局首先在 1926 年 9 月 8 日召开了"卫生局整顿卫生事业之议案"大会，会议商讨了多项议案，其中包括"医师登记并开业试验章程"，此章程共十二条，内容涵盖中西医生考试、领证、开业、缴费等方面，中医、西医医生均遵照此章程。因其中考核内容主要为西医科目，缴纳费用又过高，不符合中医发展，引起上海中医界的强烈反对。1926 年 10 月 31 日，上海淞沪商埠卫生局颁布了专门管理中医的《医士登记并开业试验章程》。

《医士登记并开业试验章程》①

一、医士开业试验委员会：由卫生委员会推举本埠医士之有学术经验者若干人，请卫生局延聘组织之。

二、试验次数：每年举行两次，第一次在四月第三（个）星期一，第二次在十月第三（个）星期一举行。

---

① 中华医学杂志，1926，12（6）：651～652.

三、试验费及登记执照费：试验费八元，试验不及格者，在一年内再试时，可免再缴。其登记及执照费二元，于试验及格后领照时缴纳。

四、试验手续：欲与开业试验者，须于试验前一月内向卫生局领取志愿书及履历书，填写明白，并将本人四寸半身照片一张，连试验费一并交卫生局，换取试验证。

五、试验科目：分为①《内》《难》概要；②伤寒概要；③温病概要；④疫症概要（疟痢附）；⑤女科概要；⑥外科概要；⑦儿科概要；⑧眼科概要；⑨喉科概要；⑩伤科概要；⑪本草概要；⑫古方概要。以上十二目内，其外科、儿科、眼科、喉科、伤科近皆号称专科，然各科皆以《内》《难》为本，皆用本草，皆有本科经方，故《内》《难》本草、古方为必考之目。至号称大方脉者，①至⑤及⑪、⑫之七目，均须考试，平均得七十分为及格，笔试及格者再行口试一次，以定去取。

六、登记：（甲）凡经江苏全省中医联合会认可之中医学校毕业呈验文凭者，准其免试登记。（乙）已经领有内务部医士开业执照者，准其免试登记。（丙）凡在淞沪区内行医满五年以上，并且于民国十五年阳历十一月三十日以前，报告卫生局，经调查确实者，仅行口试，免行笔试，并免缴试验费，及格者准其登记。（丁）除上述（甲）（乙）（丙）之款外，须照第五条施行试验，及格者准其登记。附：登记时，须该医亲缴四寸半身照片一张存局，照（甲）（乙）两款登记者，给予医士执照，照（丙）（丁）款登记者，给予医生执照。

七、登记执照之呈验：每年一月中，须呈验执照一次，由卫生局盖印发还。

八、迁移报告：其迁移地赴时，须在两星期内报告卫生局，违者罚金两元。

九、登记者之义务：凡登记者，遇有病人患传染病者，（病名另行规定）当即报告卫生局。遇有死亡者，当即填写死亡诊断书。遇出生者，当即填写出生证书，均由该医直接报告卫生局。

十、登记者之权利：凡登记者，准其在淞沪区内开业行医，并可将病人大小便血液痰吐分泌物脓汁等，送到卫生局试验所代为检查，其诊断之结果由试验所赶速报告该医。

十一、惩罚：无开业执照而私与病人、施行处方等行为以营利者，由局交法庭依法处罚。

十二、本章程如有应行修改及未尽事宜，得提议修正，呈准施行。

十三、本章程自公布三十日后施行。

章程发布后，上海淞沪商埠卫生局还对其中的缴费一项作了解释："试验费及登记执照费，按试验费八元、执照费两元，并不为多。国内已经实行医士登记之地如北京、广州、汕头等，其费用并不较淞沪为少，且所征收之试验费及登记费仍用诸开业试验委员会，如印刷试卷、执照印花以及委员车马杂支，借以应付。考日本及欧美各国，其考试及登记费均数倍于此，即如现在国内之律师及会计师，均领执照，其费用亦数倍于此。况开业试验费及登记费仅征收一次，不可谓苛。因医生亦一种执业，将来一生行医，收入非细，即国家征取一次之捐设在数十元，亦在情理之中。现淞沪区所拟收之费总计不过十元，并仍用诸考试之事，谅诸位医士决不以此为苛征也。"①

对于此章程的颁布，神州医药总会举行联席紧急大会，商讨对策。"本埠中医会讨论医士登记并开业试验章程，定于十一日（初七）下午一时假宁波同乡会举行中医大会，讨论重大问题，已由神州医药总曾通知医界团体出席。昨日该会又印就通传五千份，分发同业。连日各医士送到议案多起，准备提交大会讨论。一面由该会聘请中西律师各一人，以备顾问，并订于（九日）下午五时招待新闻界报告一切云。"上海淞沪区内十余中医团体派代表前来开会，如沪北医药同人派臧莲芳、丁振亚、江仲亮、卞海程四医士为沪北同人总代表，吴淞医药联合会推副会长张慕歧、徐孟君、冯伯举为代表等出席此次中医医会。在此次中医大会上，各团体代表对《医士登记并开业试验章程》强烈反对，认为此次卫生局自颁布医士登记并开业试验章程，疑义滋多，迭遭舆论之指摘。医士之异议散见近日本埠报纸，推厥原因，不外产生此项章程之卫生委员会未能明白中医情形，暨该会委员之产生未尽合法，不能代表全体医界，故

---

① 申报，1926-11-6.

要求卫生局改组卫生委员会重订章程。

1926年12月19日，淞沪区中医联席大会又分电商埠督办孙传芳及代办许沅，要求重订章程。而淞沪商埠卫生局为推进和履行此章程，在1927年2月11日举行了第一次中医考试，以审定医士资格。"淞沪商埠卫生局，昨日（1927年2月11日）下午一时在毛家弄本局举行医士试验，考试委员先后到者，有徐松侯、蔡济平、石晓山、张杏荪、顾鸿孙、傅雍言、殷受田、祝味菊、陆士谔诸人，即行命题考试。试题八道，计《伤寒》《内经》、杂病、温病、古方、疫症、本草、女科各题，听考生选择，至少以作二题为完卷。五时余散场，由考试委员当时评阅。闻十四日尚须在仁济堂举行临症实验。"①

1927年7月，淞沪卫生局由上海特别市卫生局接管，故此章程推行不到半年即被废止。

《卫生局长致淞沪居民书解释中医试验登记理由》②
（1926年11月13日）

淞沪商埠卫生局副局长胡鸿基，对于中医联合会反对试验登记章程事，敬告淞沪区内居民云：

一、卫生局设立之宗旨，所以为地方上谋公众卫生，增进人民之健康，延长人民之平均寿命，当为现在人之所共贤。如警察局为保护人民治安之机关，但在二十年前知之者甚少，而卫生局为保护人民健康之机关，其关系为尤大。

二、卫生委员会系监督卫生局之机关，由商埠督办公署延聘地方绅士、热心卫生者六人（内有中医家两人以绅士资格），西医有卫生经验者六人组织之。开会时卫生局得派一人出席，该会卫生委员并非中医与西医之联合会，因中医自来无卫生之一科，现在全国中医中，对于公众卫生专门研究者尚无一人，即西医亦非尽人均是公众卫生专家，故称公众卫生专家者，更须俟西医毕业后再事研究数年，方可养成公众卫生专家。现试就全中国合计之，如是等具有训练之卫生人员，亦不过十余人而已。卫生委员会组织法无中医之规定者，以中医对于卫生素乏研究，此会之性质与所谓纳税义务及中医之多寡毫无关系。且现在所称之中医学术团

① 申报，1927-2-12.
② 申报，1926-11-13.

中医管理政令及医事

19

体，多未经教育部立案，卫生局不能认为正式之学术团体。总而言之，中医之加入卫生委员会，非不可能，须各自奋发，勿固执成见，对于卫生一科，多加研究，俟卫生知识充足后，决无问题。

三、考试中医之章程系由中医专家起草，经卫生委员会通过。考试中医亦由中医十余人组织之委员会主其事，此十余中医，各团体均有代表，或误卫生局用西医考试中医，可谓之神经过敏。总之，卫生局对于中医，但论其学术经验之高下，不问是中非中，是西非西也。

四、现在中医所发之议论与意见，理由充足者实占少数，迭经卫生局分别答复，其大唱高调与夫章程不能了解者，卫生局恕不置答。

五、凡讲古董者，以愈古愈珍，至若医学系一种科学，以愈新愈佳。今尚有以四千年前之中国旧医学说，不加研究，夸为希世之珍，是自己证明其识见之浅薄耳。

六、医生与人民生命有密切关系，卫生局成立后、即欲实行医生之登记。盖一方面为诚重民命起见，一方面为良医作保障。

七、医生试验及登记属国家行政范围之内，其权当然在卫生局，惟卫生局可将此权委托学术团体办理，或延聘名医组织考试委员会主其事，于法理亦正相合也。（图1）

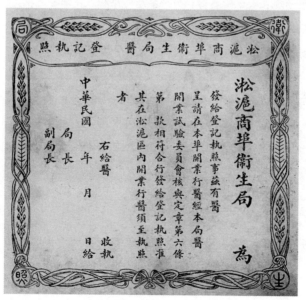

图1　淞沪商埠卫生局登记执照

三、《上海特别市市政府卫生局 管理医士（中医）暂行章程》

（1927年8月）

1927年7月，上海特别市卫生局接管淞沪卫生局，由卫生委员会着手调查医师登记情况。据统计当时淞沪卫生局共计发中医执照一千三百七十六张，西医执照三百八十三张。"中医发给执照，除由神州医药学会会员之资格而登记者外，其余均由有名中医二人来信介绍登记发给执照。西医由上海医师公会会员确有资格登记者外，其余未有学校毕业证书之百余人，均由私人来函介绍登记，且该局对于是项案宗，因政局变迁，散乱无章，无正式案宗可稽，仅有《医师报名册》二本、《上海医师公会会员录》一本、《医师执照清册》二本、《调查医生住址清册》七本、《神州医药会中医会员履历》二本等册而已。至于详细情形，案宗紊乱，无从彻底调查云。"① 鉴于此，上海特别市卫生局在1927年先后发布了《上海特别市政府卫生局管理医师（西医）暂行章程》《上海特别市政府卫生局管理医士（中医）暂行章程》，并重新开始中西医登记。

《上海特别市市政府卫生局管理医士 （中医）暂行章程》②

第一条　在中央政府尚未颁行医士法以前，本市区内营业中医应遵照本章程办理。

第二条　凡未照章考试审查合格，不予登记。未经登记者，不得在本市区内开业。

第三条　中医之考试或审查，由本局延聘中医界中品学兼优、经验宏富者若干人，组织中医试验委员会办理之。

---

① 申报，1927-7-2.
② 上海特别市市政府市政公报，1927（5）：98～101.

第四条　每年举行试验期两次，第一次六月一日始，第二次十二月一日始。

第五条　非有后列免登记资格者，应由报名应试。并于报名时缴纳试验费银八元，其因第一次试验未及格而于下次再请与试时，得减半征收。

第六条　凡经考试或审查合格者，每人应纳登记及执照费银三元、印花税费银一元，均于领取开业执照前缴纳。

第七条　受试验人需于试验期十五日以前，依照定式，将志愿书履历表及本人四寸半身照片一张，连同试验费一并缴局，换领试验证。

第八条　考试分笔试、口试两种，笔试及格者始应口试，口试及格者，准予登记给照开业。

第九条　试验之科目如左（下）：①《内》《难》概要；②伤寒概要；③温病概要；④疫症概要；⑤女科概要；⑥外科概要；⑦儿科概要；⑧眼科概要；⑨喉科概要；⑩伤科概要；⑪本草概要；⑫古方概要。

以上十二目内，其外科、儿科、眼科、喉科、伤科近皆号称专科，然各科皆以《内》《难》为本，皆用本草，皆用本科经方，故《内》《难》本草、古方为必考之科目。至号称大方脉者，①~⑤及⑪、⑫之七目均须考试。

第十条　各科平均分数在七十分以上者为及格，笔试及格者再行口试一次，以定去取。

第十一条　凡有左（下）列资格之一者，经审查合格后，准于免试登记，给照开业，免缴试验费。

（甲）曾在国民政府大学院呈准备案之中医学校毕业，领有文凭者。

（乙）在特别市尚未成立以前，曾颁有北京内务部或前淞沪商埠、广州、汕头等处卫生局颁给开业执照者。

第十二条　审查时遇有疑惑情形，由试验委员会函知本局，通知被审查人提出补充证据，或调查，或令到会面询，以定去取。

第十三条　凡具免试资格者，应于试验期开始十五日以前，依照定式将志愿书、履历表及本人四寸半身照片一张，连同证明资格之文凭证书执照等件，一并缴局，以凭审查。

第十四条　凡经审查或考试合格者，给予医士开业执照。

第十五条　未经本局登记给照，擅在本市区域内行医者，得处以二百元以下之罚金，并停止其营业。

第十六条　各医应备诊疗簿记载病人姓名、年龄、性别、住址，及病名、治法、处方、诊察次数等类，以备查考，并须保存至二年以上。

第十七条　各医诊断传染病人，或检验传染病尸体，指导消毒方法，以免蔓延，并速报告本局。遇有生产、死亡，应随时报告。报告书式由局制备，各医可预领备用。

第十八条　各医应将本局所发开业执照张挂易便众览之处，以资证明而杜冒充。

第十九条　各医所领开业执照，应于每年一月中缴验一次验明后，将执照加印发还。

第廿条　如有执照遗失，得呈请补领。惟应照第六条之规定，缴纳登记及执照费及印花税费外，此外，须登报声明旧照遗失作废。

第廿一条　各医遇有迁移时应于二星期内报局备考，违者处以十元以下之罚金。

第廿二条　凡经核准给照各医得在本市区内开业。

第廿三条　本章程系暂订办法，俟中央政府医士法规颁行后，即行废止。

第廿四条　本章程如有未尽事宜，得随时修改。

第廿五条　本章程自市政府核准公布施行。

颁布上海特别市政府卫生局管理中医、西医暂行章程后，1927年10月20日，开始进行实施中西医登记事宜，"上海特别市卫生局举行西中医登记开始报名通告"。[①] 对不同行医资历和学业背景的医生进行分类管理，对已经在上海市区域内（不论住在租界或华界）开业的中西医医生，曾经北京内务部及前淞沪商埠、广州、汕头等处卫生局生局核准登记的医师、医士、医生，已领有开业执照者，将执照等凭证呈送卫生局，由中西医试验委员会重新审查，合格者得免试登记。对刚从学校毕业的中

----

① 申报，1927-10-20.

西医医生，或由外埠迁移来沪的中西医医生，欲在本市区域内开业行医者，照章报名，静候审查或考试，分别核办。以上两类中西医医生，均应速到南市毛家弄上海特别市卫生局索取履历纸、志愿书、章程等，填具清楚，将文凭或证书执照、四寸半身照片同时交齐，如先后邮寄或书写而字迹不明，导致有迟误等，卫生局概不负责。报名时限至 1927 年 11 月 1 日，报名截止日起由中西医试验委员会执行审查及考试等手续，并由市政府及卫生局派员监督。此次实行登记后，凡未经核准登记的中西医医生，无论在租界及华界内，概勒令停止开业。

此登记令发布后，上海中医界屡次要求上海特别市卫生局修改章程，但卫生局认为此登记章程无不合理之处："查中西医之登记，其目的为取缔庸医，提高中西医有学识经验资格者之地位，亦即为慎重民命起见。所以在欧美、日本各国，凡医生之请求登记者，不论从何大学毕业，得有学位与否，均须经过考试，合格者方得开业。按本局草订中西医登记之章程时，已加以区分考虑、逐年修正时，亦渐次加严，俟于一二年后，不论中西医及是否系学校毕业，均须经过考试合格者，方给开业执照。"[1] 上海特别市卫生局欲在一二年中，仿效欧美、日本等国，将中西医登记考试等制度完全统一，显得有些急功近利，在章程的筹备与颁布方面也非常急促，从公布通知到登记截止不到一个月的时间，登记办理时间更是只有十天，这种情况导致在实际操作中出现了时间匆促、信息错失、材料不齐等问题，使部分中西医医生无法按时登记。对此，上海卫生局局长胡鸿基在 1928 年 2 月 4 日签署发布了"卫生局中西医登记结束后之补遗办法"："凡在本市区域（包括租界）内未登记之中西医注意，此次办理中西医登记业已结束，凡经试验委员会审查或考试合格之中医共计一千四百二十九名、西医三百九十七名，均已发给登记执照，约占全市中西医总数百之九十五。恐尚有百之五遗漏，而未经审查或考试致未曾登记，如因事前离沪，事后不及报名，或有其他不得已之情形者，统限于本年二月底以前，用正式呈文，呈请本局说明理由，归下届登记时照章办理。否则查出无执照开业者，依章处罚。又此次登记时，经委

---

① 申报，1927-11-24.

员会审查或考试不及格之中西医，应即到本市区域内著名之医学校补习，由医学校出具证明书，亦可归下届登记时核办，准予暂行开业，否则以无照开业照章处罚。"①

对于此次登记不及格的中医，上海市卫生局发布了"卫生局补救中医计划"，规定"此次中医审查，凡欠缺资格及应考不与考之各中医，本局当加以取缔。然从宽不能从严，则若辈年龄及生活问题殊难解决，惟寓禁于宽，庶可情理兼顾……今拟限期统饬不及格医生从事补习，以备下届重行审考试。如及格者，准予登记开业"。② 主要是通过请中医专校开办讲习课程，对不及格中医加以培训，以备下届重新考试。"上海特别市卫生局为体恤前次登记不及格之中医起见，函请上海中医专门学校设法补充其学识经验，以备下届重行审查、登记开业。该校经第四次教务会议议决，特设高级讲习科，其一切办法业已商榷妥善，闻不日即行登报招考，开班讲习"。

四、抗争《废止旧医以扫除医事之障碍案》
（1929 年 3 月）

南京国民政府建立的第二天，国民党中央政治会议即决定成立民政部，下设卫生司，统管全国卫生行政工作。1928 年中央又改设卫生部，为行政院之一部。卫生部成立后，采纳褚民谊等人意见，设立中央卫生委员会作为卫生决策之议决机关，并向全国征调医学专门人才。最后聘定委员 20 人，其中既有卫生部部长部员及各卫生局局长，也囊括了不少西医医师团体的主要领导人，如胡安定、汪企张、牛惠生、陈方之、颜福庆、余云岫等，皆为上海乃至全国医界的著名人物。对于卫生部及

① 申报，1928-2-4.
② 申报，1928-4-19.

中央卫生委员会的设立，医界可谓"额手相庆"，认为医学专业人员或可以影响中央政府的医事政策，中国医事必将渐渐步入正轨。但由于中国政府所推行的卫生行政本身即来源于对西方国家体制的效仿，以西方医学思想的理论与实践为基础，因此中央卫生委员会所邀请与会的专业人士，均接受过西方医学训练，其中并无一名中医。这一成员构成特点势必会影响到该委员会议决相关问题时的意向，并由此带来一些新的争议。①

在第一次中央卫生委员会会议上，医师的登记问属成为讨论热点。《废止旧医以扫除医事卫生之障碍案》《医师法之原则案》《统一医士登记办法案》《制定中医登记年限案》等多个议案，均将医师登记作为重要内容。经过讨论，会议最后通过了关于限制中医登记的决议。

《废止旧医以扫除医事卫生之障碍案》②
（第一次中央卫生委员会议中字第 14 号议案）

余云岫

窃以为个体医学，其对象在于个人，其目的在于治病，而治病之必要条件，在于认识病体。况在今日治疗医学进而为预防医学，个体医学进而为社会医学，个人对象进而为群众对象。今日之卫生行政，乃纯粹以科学新医为基础，而加以近代政治之意义者也。今旧医所用者，阴阳五行、六气、脏腑、经脉皆凭空结撰，全非事实。此宜废止一也。其临证独持桡动脉，妄分一部分之血管为寸、关、尺三部，以支配脏腑，穿凿附会，自欺欺人，其源出于纬候之学，与天文分野同一无稽。此宜废止二也。根本不明，诊断无法，举凡调查死因，勘定病类，预防疫疠，无一能胜其任。强种优生之道更无闻焉。是其对民族民生之根本大计，完全不能为行政上之利用。此宜废止三也。人类文化之演进，以绝地天通为最大关键；考之历史，彰彰可按。所谓绝地天通者，抗天德而崇人事，黜虚玄而尚实际也。政府方以破除迷信、废毁偶像，以谋民众思想

① 朱英，尹倩.民国时期的医师登记及其纷争——以上海地区为考察中心.华中师范大学学报（人文社会科学版），2009（5）：76.

② 祖述宪.余云岫中医研究与批判.合肥：安徽大学出版社，2006：217.

之科学化，而旧医乃日持其巫祝谶纬之道以惑民众；政府方以清洁消毒训导社会，使人知微虫细菌为疾病之原，而旧医乃日持其"冬伤于寒，春必病温；夏伤于暑，秋为痎疟"等说，以教病家，提倡地天通，阻遏科学化。此宜废止四也。要而言之，旧医一日不除，民众思想一日不变，新医事业一日不向上，卫生行政一日不能进展。本委员十余年来研究我国医学革命，对于旧医底蕴知之甚悉，驳之甚详。为民族进化计、为民生改善计，不可不取断然手段。此乃国家大计，非区区主奴之见也。其斡旋枢纽，全在今日，乞大方注意为幸。

办法第一条　处置现有旧医：现有旧医为数甚多，个人生计、社会习惯均宜顾虑，废止政策不可过骤。爰拟渐进方法六项如左（下）。

1. 由卫生部施行旧医登记，给予执照，许其营业。

2. 政府立医事卫生训练处。凡登记之旧医，必须受训练处之补充教育，授以卫生行政上必要之知识。训练终结后给以证书，得永远享受营业之权利。至训练证书发给终了之年，嗣后无此项证书者，即应停其营业。

3. 旧医登记法，限至民国十九年底为止。

4. 旧医之补充教育，限五年为止，在民国二十二年取消之。是为训练证书登记终了之年，以后不再训练。

5. 旧医研究会等，任其自由集会，并宜由政府奖励。惟此系纯粹学术研究性质，其会员不得藉此营业。

6. 自民国十八年为止，旧医满五十岁以上，且在国内营业至二十年以上者，得以免受补充教育。给特种营业执照，但不准诊治法定传染病，及发给死亡诊断书等。且此项特种营业执照，其有效期间，以整十五年为限，满期即不能适用。

第二条　取缔反对宣传：眼红耳热，动曰火旺。烦躁易怒，辄称肝气。严格言之，都属反动。然变易习俗，改革思想，操之不能过激，宜先择其大者入手。谨举三项于下，宜明令禁止，以正言论而端趋向。

1. 禁止登载介绍旧医。

2. 检查新闻杂志，禁止非科学医学之宣传。

3. 禁止旧医学校。

1929 年 2 月 26 日，上海《新闻报》首先披露此事。消息传出，全国为之震动，人们热血沸腾，中医界空前大团结、大觉醒，在全国掀起了一场声势浩大的反废止风潮。上海名中医张赞臣主办的《医界春秋》也出版号外"中医药界奋斗号"。3 月 2 日，余云岫主编的《社会医报》竟然公然刊出了还没有宣布实行的"废止中医案"。这成了中医抗争"废止中医案"的导火索。

中医抗争首从上海发起，1929 年 3 月 7 日，上海中医学会、药业分会、中医专门学校、中国医学院、医界春秋社、康健报馆等四十余团体召开大会，公推张梅庵、陆仲安、丁仲英、朱振声、谢利恒、过鹤帆、姚长卿组成主席团，由陈存仁记录。会议除声讨卫生会议议决取缔中药中医各案外，针对当前形势提出了四项提案：① 陈存仁主张拍发文电及宣传方针，由蔡济平提发。② 夏应堂主张致电阎百川，请其主持公道。③ 丁仲英报告王一亭同情中医药界，以及中药出口由西人制炼后运销国内情形，因出入之款相抵后，每年尚须损失一万余万元之巨。议决：先禁止中药出口，再宣传西药进口应有限制。④ 蒋文芳提议筹集巨款，以期应用。王一仁、祝味菊、程迪仁、谢利恒均有附议。①

3 月 16 日上海《申报》刊登筹备处通告："本处筹备全国医药代表大会，定三月十七日借天后宫桥北塊总商会开幕，时间下午二时至六时，租定北泥城桥平桥路通商大旅社招待各地到沪医药团体代表，特此通告。"16 日晚 7 时，大会筹备处与各地已经报道的代表共同召开预备会议，先有主席报告开会宗旨，接着详细讨论各项提案，以便正式提交大会，最后拟定大会开幕程序，至此，全国医药团体代表大会全部准备工作已经就绪。3 月 17 日上海中医中药业各休半天以示声援。上午华租界及吴淞等处所有中药店铺全部停业，各药店大门紧闭，门上贴着"拥护中医药，就是保持我国的国粹""取缔中医药，就是致病民的死命""反对卫生部取缔中医的决议案"等标语，其中胡庆余堂、蔡同德堂、达仁堂等大药店，门前有大幅横幅"请国人注意消灭中医之背景""拥护今日举行之全国医药团体代表大会""罢工半日，表示我们的力量，是否有影

---

① 申报，1929-3-8.

响于民众"等。中午时分，各药店开始正常营业，而全市二千余名中医则同时开始休业半天。

上海市中医所有的汽车、包车悉数扩充为大会公用，专供迎送各位代表，计有汽车 200 余辆，包车尤不胜数。17 日中午，各省代表饭后乘汽车从通商大旅社出发，一路上浩浩荡荡示威游行至大会会场（上海总商会）。总商会门前车水马龙，拥挤情形为历来少见，门前特增派巡捕维持秩序。会场内座无虚席，仅非代表欲到会列席而被婉言拒绝者不下数百余人，到会正式代表 262 人，分别代表江、浙、皖、赣、鄂、湘、鲁、粤、桂、川、晋、冀、豫、闽、辽等 15 省，共 132 个团体。其他一些边远省市中医药团体因时间紧迫，路途遥远难以在规定时间赶到，只得来函来电表示声援并汇来捐款。场内悬挂巨联一副，作为"提倡中医以防文化侵略"，右为"提倡中药以防经济侵略"，正中横幅为"全国医药团体代表大会"四周所贴标语甚多，场面颇为壮观。

下午二时，大会正式开幕，首先推定主席五人，陆仲安、随翰英、蔡济平、程调之、张梅庵。其次由蔡济平报告筹建经过，随翰英选读大会开幕词，接下来是与会代表发表演说，冯少山、张赞臣、祝味菊、陆渊雷等代表精彩发言，全场掌声雷动。各医团代表也介绍了各省民众热烈提倡中医之情形，以及今后的方针。杭州中药职工会提议：全国中医药团体之团结，与此次之全国代表大会，为空前未有之首举，我中医药界受人摧残至于如此，实堪痛心。今日为我代表大会开幕之第一日，我中医药界同人，应以今日为纪念日，亦即"三一七"为我们今后永久之纪念日。全场一致鼓掌通过，赞成以"三一七"为全国医药大会团结纪念日。

会后成立了全国医药团体代表大会议决案执行委员会，推举上海张梅庵、蔡济平等及南京程调之等为执行委员会委员。关于大会经费问题，有芜湖代表汪济生提议：上海医界捐助诊金全日，药界捐助营业所得半日，职工捐助半日工资作为大会临时经费。各地可仿行。全体代表无不赞同。当场自由认捐者踊跃，武汉代表先缴现金五百元，并表示回去后继续筹集，当日缴现金筹款三千余元。

3 月 18 日下午 2 时，大会在神州医药总会继续召开，共收到议案 193

件，经综合讨论，如下决议：① 组织国医药之永久大团结机关：包括先组织请愿团，推选谢利恒、随翰英、蒋文芳、陈存仁、张梅庵组成晋京请愿团，向（国民党）第 3 次全国代表大会，中央执行委员会，中央监察委员会，中央政治会议，国民政府行政院、立法院、司法院、监察院、卫生部、教育部等部门请愿。同时组织全国医药团体代表大会的常设机构，并决定组织设计委员会，委员定 29 人。② 争取各项权利：提出要向国民政府申请权利，加入学校系统，国医药学标准化准予立案，设立各省国医药学校；提高国医药之地位；奖励国医药之发明；各机关加国医药员；增加西药进口税；减轻国药税；限制国药出口。③ 加强建设和宣传：呼吁业界努力相应事项：设立医药研究所；广设国医药学校；设立医药图书馆；设立药物陈列所；严密医药团体的组织；同时扩大中医药宣传，宣传妨害中国医药之利害和中国医药之实效，以图"唤起全国民众主张公道"。

卫生部为缓解此情况，曾回复电文，表示支持中药发展，而对于中医，则需要进一步改进，以期达到科学化。卫生部复电"内开、代电悉，查中药一项，本部力主提倡。惟中医拟设法改进，以期其科学化。中央卫生会议决案并无废止旧医之说等因。仰见提倡中医，发扬国光之盛意。属会各团体，益加奋勉。即经议决，筹设中国医药研究所，整理学说、提炼药物、广设学校、培植人才，以上体政府、下慰民众"。[①]

3 月 20 日，5 位代表及随行秘书张赞臣、岑志良一行七人赶赴南京，择定南京中正街交通旅馆为办公处，21 日开始进行请愿活动，请愿书拟有 2 份，一份题目为"呈为请求排除中国医药发展之障碍，以提高国际上文化地位事"递交国民党第三次代表大会及国民政府行政院、各部门等，另一份主要是向卫生部请愿，题目是"呈为请求命令撤回废止中医之议案，并于下届卫生委员会加入中医，以维国本，而定民心事"。整个请愿过程及结果在请愿团报告中详尽叙述，该报告见于 3 月 26 日上海《申报》。国民政府没料到会造成如此轩然大波，当时正值召开国民党第三次代表大会，叶楚伧、李石曾、薛笃弼等要人亲自接见了请愿代表并表示慰问。这迫使卫生部不得不公开表示对中医并无歧视，并当面应允

---

① 申报，1929-3-21.

代表：该提案虽获通过，但暂不执行；改称中医为国医；同意成立"中医学社"。使得这次的抗争取得了一定的胜利。

五、《修正上海市卫生局管理医士（中医）暂行章程》

（1931 年 2 月）

1931 年 2 月 12 日，上海市卫生局颁发《修正上海市卫生局管理医士（中医）暂行章程》，此修正章程与 1927 年颁布的中医暂行章程相比，章程条款由二十五条减少到二十三条，内容与 1927 年版基本一致，其中主要的修订处在第四条"中医考试每年于六月间举行试验一次"，而 1927 年章程规定"每年举行试验期两次，第一次六月一日始，第二次十二月一日始。"至此，上海中医登记试验由原来的每年两次修改为每年一次。

《修正上海市卫生局管理医士（中医）暂行章程》①
（二十年二月十二日核准）

第一条　凡本市区内营业中医，在中央政府尚未颁行医士法以前，应遵照本章程办理。

第二条　凡未照章考试审查合格，不予登记。未经登记者，不得在本市区内开业。

第三条　中医之考试或审查，由本局延聘中医界中品学兼优、经验宏富者若干人，组织中医试验委员会办理之。

第四条　中医考试每年于六月间举行试验一次。

第五条　凡中医资格不能列入免试登记者，应自报名试验。同时并缴纳试验费银八元，其因第一次试验未及格而于下届再请与试者，其试验费得减半收取。

① 上海市政府公报，1931（82）：63～65.

第六条　凡有左列资格之一，经审查合格后，准予免试登记给照开业，并免缴试验费。

（甲）曾在国民政府大学院呈准备案之中医学校毕业，领有文凭者。

（乙）在本市尚未成立以前，曾颁有北京内务部，或前淞沪商埠、广州、汕头等处卫生局颁给开业执照者。

第七条　凡中医经考试或审查合格者，每人应纳登记及执照费银三元、印花税费银一元，均于领取开业执照前缴纳。

第八条　凡中医应考者，应于定期试验十五日以前，依照定式，将志愿书履历表及本人四寸半身照片二张，连同试验费一并缴局，换领试验证。

第九条　凡具免试资格者，应于定期试验十五日以前，依照定式，将志愿书履历表及本人四寸半身照片二张，连同证明资格之文凭证书执照等件一并缴局，以凭审查。

第十条　中医考试分笔试、口试两种，笔试及格者再应口试，口试及格者，准予登记给照开业。

第十一条　试验之科目如左（下）。

①《内》《难》概要；②伤寒概要；③温病概要；④疫症概要；⑤女科概要；⑥外科概要；⑦儿科概要；⑧眼科概要；⑨喉科概要；⑩伤科概要；⑪本草概要；⑫古方概要。

以上十二目内，其外科、儿科、眼科、喉科、伤科近皆号称专科，然各科皆以《内》《难》为本，皆用本草，皆用本科经方，故《内》《难》本草、古方为必考之科目。至号称大方脉者，①～⑤及⑪、⑫之七目均须考试。

第十二条　各科平均分数在七十分以上者为及格，笔试及格者再行口试一次，以定去取。

第十三条　审查时遇有疑惑情形，由试验委员会函知本局，通知被审查人提出补充证据，或令到会面询。

第十四条　凡经审查或考试合格者，给予医士开业执照。其执照应遵限具领，如经一年以上始来具领者，得处以十元之罚金，二年以上者二十元，三年以上者注销。

第十五条　未经本局登记给照，擅在本市区域内行医者，得处以二百元以下之罚金，并停止其营业。

第十六条　各医应备诊疗簿记载病人姓名、年龄、性别、住址，及病名、治法、处方、诊察次数等类，以备查考，并须保存至二年以上。

第十七条　各医诊断传染病人，或检验传染病尸体，指导消毒方法，以免蔓延，并速报告本局。遇有生产、死亡，应随时报告。报告书式由局制备，各医可预领备用。

第十八条　各医所领开业执照，应张挂便于众览之处，并遵照本市卫生局规定定期每年缴验一次，加印发还。其逾期不缴验者，处以五元以下之罚金。

第十九条　执照如有遗失，得呈请补领。除应照第七条之规定，缴纳执照费及印花税费外，并登报声明遗失作废。

第二十条　中医遇有迁移时应于二星期内报局，备考违者处以十元以下之罚金。

第二十一条　本章程俟医士法颁行后废止之。

第二十二条　本章程如有未尽事宜得随时修正之。

第二十三条　本章程自公布之日施行。

1931 年 4 月，上海市卫生局即按照 2 月份颁发的修正章程通知中医登记，4 月底登记截止。"上海市卫生局举行中医登记规定，如欲在上海市区行医之医生，均须于四月三十日以前至局亲填志愿书及履历，先行报名登记，听候于六月间定期举行试验"。[1]

六、《上海市管理医士（中医）暂行章程》
（1934 年 3 月）

1934 年 3 月 27 日，上海市卫生局颁发《上海市管理医士（中医）暂行章程》，此章程与 1931 年修正章程相比较，中医免试登记的条件扩展

---

[1] 申报，1931-5-1.

到"在本国其他主管卫生行政机关领有开业执照者",而第十四条"凡经审查或考试合格者,给予医士开业执照,其执照应遵限具领,如满一年以上尚未具领者,即行注销。"将执照具领时限从1931年修正章程中的三年缩短至一年。此章程颁布不久,上海市卫生局再次修改中医领照章程,对其中的第十八条内容作了修订,改为"各医所领开业执照,应张挂于便于众览之处,并应每年二月一日起至三月底止,向本市卫生局缴验一次,加印发还,其逾期不缴验者,每次处以五元以下之罚金"。修改后的条文明确了每年一次缴验的具体时间,限制了每次罚金数额,并放宽了首次登记的时限,使章程相对合理完善。

《上海市管理医士(中医)暂行章程》①
(二十三年三月二十七日修正公布)

第一条　凡本市区内营业中医在中央政府未颁行医士法以前,应遵照本章程办理。

第二条　凡未经照章考取或审查合格者,不予登记,未经登记者不得在本市区内开业。

第三条　中医之考试或审查,由本市卫生局延聘中医界中品学兼优、经验宏富者若干人,组织中医试验委员会办理之。

第四条　中医考试或审查,每年于六月间举行一次。

第五条　凡无免试登记资格者,应受考试,并缴试验费银八元。其因第一次不及格而于下届再请与试者,其试验费得减半收取。

第六条　凡有左列资格之一,经审查合格后,准予免试登记,给照开业,并免缴试验费。

(甲)曾在呈奉教育部核准备案之中医学校毕业,领有文凭者。

(乙)曾在本国其他主管卫生行政机关领有开业执照者。

第七条　凡中医经考试或审查合格者,每人应纳登记及执照费银三元,印花税费银一元,均于领取开业执照时缴纳。

第八条　凡应考中医者,应于定期试验十五日以前,依照定式,将

① 神州国医学报,1934,2(12):45～49.

志愿书、履历表及本人四寸半身照片二张，连同试验费一并缴局，换领试验证。

第九条　凡具免试资格者，应于定期试验十五日以前，依照定式，将志愿书，履历表，及本人四寸半身照片二张，连同证明资格之文凭证书执照等件，一并缴局，以凭审查。

第十条　中医考试分笔试、口试两种，笔试及格者，再应口试，口试及格者，准予登记，给照开业。

第十一条　试验之科目如左（下）。

①《内》《难》概要；②伤寒概要；③温病概要；④疫症概要；⑤女科概要；⑥外科概要；⑦儿科概要；⑧眼科概要；⑨喉科概要；⑩伤科概要；⑪本草概要；⑫古方概要。

以上十二目内，其外科、儿科、眼科、喉科、伤科近均号称专科，然各科统以《内》《难》为本，皆用本草，而各有本科经方。故《内》《难》、本草、古方为必考之科目。至号称大方脉者，①～⑤及⑪、⑫之七目均须考试。

第十二条　各科平均分数在七十分以上者为及格，笔试及格者，再行口试，以定去取。

第十三条　审查时遇有疑惑情形，得由试验委员会函请本市卫生局，通知被审查人，提出补充证据，或令到会面询。

第十四条　凡经审查或考试合格者，给予医士开业执照，其执照应遵限具领，如满一年以上尚未具领者，即行注销。

第十五条　未经本市卫生局登记给照，擅在本市区域内行医者，处以二十元以下之罚金，并停止其营业。

第十六条　中医应备诊疗簿，记载病人姓名、年龄、性别、住址及病名、治法、处方、诊察次数等类，以备查考，并须保存至二年以上。

第十七条　各医诊断传染病人，或检验传染病尸体时，应指导消毒方法，以免蔓延，并速报告本市卫生局，如遇生产死亡，亦应随时报告。其报告书式由局制备，各医可预领备用。

第十八条　各医所领开业执照，应张挂便于众览之处，并遵照本市卫生局规定，定期每年缴验一次，加印发还。其逾期不缴验者，处以五元以下之罚金。

第十九条　执照如有遗失，得呈请补领，除应照第七条之规定缴纳执照费及印花税费外，并登报声明，遗失作废。

第二十条　中医遇有迁移时，应于二星期内报局备考，违者处以十元以下之罚金。

第廿一条　本章程俟医士法颁行后废止之。

第廿二条　本章程如有未尽事宜。得随时修正之。

第廿三条　本章程自公布之日施行。

《上海市管理医士（中医）暂行章程》颁布不到一年，上海市卫生局又对其中第十八条规定做了修改和调整："查本市《管理医士（中医）暂行章程》第十八条规定'各医所领开业执照，应每年缴验一次，加印发还，其逾期不缴验者，处以五元以上之罚金'等语。本局近选据登记医士呈述，或因以前受战事影响，或因不明验照限期，未能遵章按限缴验执照，请求准予免罚金补验，以便开业等情。本局为整顿及救济起见，业经呈奉市政府核准，将原章程第十八条修改为'各医所领开业执照，应张挂于便于众览之处。并应每年二月一日起至三月底止，向本市卫生局缴验一次，加印发还，其逾期不缴验者，每次处以五元以下之罚金。'并经呈奉核准，对于以前未能缴验之各医开业执照，准予自本年一月二十日起，至三月底至，一律免罚补验一次，以示体恤。逾期如仍有不遵章缴验者，即予照章处罚，特此通告。"[1]

七、《上海市卫生局修正管理中医条例》
（1935 年 5 月）

1935 年 5 月 18 日，上海市卫生局颁发《上海市卫生局修正管理中医条例》，此条例与前各规章相比，具有较大的变动，中医在考核、管

---

[1] 医药新闻，1935：18.

理、审查方面更加趋向西医管理方法。此章程较前 1929 年（二十五条）、1931 年（二十三条）、1934 年（二十三条）三份中医管理章程，条文最少，仅十九条，内容上也有较多修改，特别是考试科目及方式，似仿西医考试科目而定，已无《内经》《难经》、伤寒、温病、本草等内容，增加了手术和临症实验内容，使中医考试难度大大增加，且更靠向西医学内容。

《上海市卫生局修正管理中医条例》[①]

第一条　凡本市区内营业中医，在中央政府未颁行医士法以前，应照本章程办理。

第二条　凡未经照章考取或审查合格者，不予登记，未经登记者，不得在本市区内开业。

第三条　医士之考试或审查，由本市卫生局，延聘医士界品学兼优，经验宏富者若干人，组织医士试验委员会办理之。

第四条　医士考试或审查，每年于六月间举行一次。

第五条　凡有左（下）列资格之一，经审查合格后，准予免试登记，给照开业。

（甲）曾在呈奉教育部核准备案之医士学校毕业，领有文凭者。

（乙）曾在本国其他主管卫生行政机关，领有开业执照者。

第六条　无上项免试资格者分下列三项试验之：（甲）口试，（乙）笔记，（丙）临症实验。

第七条　凡报请医士登记者，均须预缴登记费银四元，执照费银三元，印花税银一元，执照费及印花税费经审查或考试后，不合格者凭报名收据领回，登记费概不发还。

第八条　凡报请医士登记者，应于报名期内，将填就之履历书及本人四寸半身相片两张，连同各费，一并缴局。有免试资格者，并应附缴证件。

第九条　笔试科目如左（下），口试及临症实验，临时酌定之。

[①] 光华医药杂志，1935，2（8）：3.

1. 内科，《内》《难》时病，杂病，方剂。

2. 外科，证治、方剂。

3. 女科，证治，方剂。

4. 儿科，证治，方剂。

5. 眼科，证治，方剂。

6. 喉科，证治，方剂。

7. 伤科，手术，方剂。

8. 针灸推拿科，经穴，手术。

各科平均分数，在七十分以上者为及格。

第十条　凡经审查或考试合格者，依据前条规定科目，分别填给各科医士开业执照，前项执照，应遵限具领，如满一年以上，尚未具领者，即行注销。

第十一条　未经本市卫生局登记给照，擅在本市区内行医者，处以二十元以下之罚款，并停止其营业。

第十二条　医士应备诊号簿，记载病人姓名、年龄、性别、住址及病名，治法，处方诊察次数等类，以备查考，并须保存至二年以上。

第十三条　各医诊断传染病人，或检验传染病尸体时，应指导消毒方法，以免蔓延，并速报告本市卫生局，如遇生产死亡，亦应随时报告。其报告书式由局制备，各医可预备用。

第十四条　各医所领开业执照，应张挂便于众览之处，并应于每年二月一日起，至三月底止，向本市卫生局缴验一次，加印发还，其一次逾期不缴验者，处以五元以下之罚款。

第十五条　执照如有遗失，得呈请补领，其手续除应照第七条之规定，缴纳执照费印花税费，及呈具登记医士三人之负责证明书外，并应将执照遗失原因、日期、地点各项详细登报三天，并声明遗失之执照作废。

第十六条　医士遇有迁移时，应于二星期内报局备考，违者处以十元以下之罚款。

第十七条　本章程俟医士法颁行后废止之。

第十八条　本章程如有未尽事宜，得随时修正之。

第十九条　本章程自公布之日施行。

八、《中医条例》
（1936 年 1 月）

1930 年 5 月，陈立夫、焦易堂等提议设立中央国医馆。1931 年 3 月 17 日，中央国医馆在南京成立，国医馆成为一个半官方、半民间、半学术、半行政的组织团体，国民党要员陈立夫挂名任理事长，焦易堂任馆长，陈郁、施今墨为副馆长。1932 年 8 月 29 日，上海市国医分馆成立。

在 1933 年 6 月召开的国民党中央政治会议上，石瑛等 29 人提议仿照 1930 年制定的《西医条例》，特提出《国医条例原则》九项，此原则在会议上讨论通过，并更名为《中医条例》（草案），草案规定由中央国医馆来管理中医。但当时作为行政院院长的汪精卫反对该提案，不肯执行草案，而且提出要废除中医中药。在《中医条例》交立法院审查时，他写信给立法院院长孙科，其言"若授国医以行政权力，恐非中国之福"，嘱孙共同阻止其通过，这使得已经获立法院通过的《中医条例》未被颁布，被拖压了两年之久。

《南京立法院十五日第三次会议通过之中医条例》[①]
第一条　在考试院中医考试以前，凡年满二十五岁，具有左（下）列资格之一者，经内政部审查合格，给予证书后，执行中医业务。

1. 曾经中央或省市政府中医考试，或甄别合格得有证书者。

2. 曾经中央或省市政府发给行医执照者。

3. 在中医学校毕业，得有证书者。

4. 曾执行中医业务五年以上者。

---

① 申报，1933-12-16.

前项审查规程，由内政部定之。

第二条　凡现在执行业务之中医，在未经内政部审查前，得暂行继续执行业务。

第三条　凡经审查合格之中医，欲在某处执行业务，应向该管当地官署呈验证书，请求登记。

第四条　中医非亲自诊察，不得施行治疗而给方剂或交付诊断书。非亲自检验尸体，不得交付死亡诊断书或死产证明书。前项死亡诊断书及死产证明书之程序，由内政部定之。

第五条　中医如诊断传染病人或检验传染病人死体时，应指示消毒方法，并应向该管当地官署或自治机关据实报告。

第六条　中医关于审判上、公安上及预防疾病等事，有接受该管法院、公安局所，及其他行政官署或自治机关委托，负责协助之义务。

第七条　西医条例第四条、第六条、第七条、第十条、第十一条、第十三条、第十五条及第十七条之规定，于中医准用之。

第八条　受停止执行业务处分之中医，擅自执行业务者，该管当地官署得处以一百元以下之罚锾。

第九条　中医违反本条例之规定时，除已定有制裁者外，该管当地官署得处以五十元以下之罚锾，其因业务触犯刑法时，应交法院办理。

第十条　本条例自公布日施行。

（附录）西医条例之适用于中医者[①]

第四条　西医之开业、歇业、复业或移转死亡等事应于 10 日内由本人或其关系人向该主管官署报告。

第六条　西医执行业务时应备治疗纪录，记载病人姓名、年龄、性别、职业、病名、病历及医法。

第七条　西医处方时应记明下列事项：

1. 自己姓名、地址并盖章或签字。

2. 病人姓名、年龄、药名、药量、用法及年月日。

第十条　西医当检查死体或死产，认为有犯罪嫌疑之情形，应于

---

① 梁峻.中国中医考试史论.北京:中医古籍出版社,2004（1）: 315.

四十八小时内向该管官署报告。

第十一条　西医应负填具诊断书、检案书或死产证明书之义务，但无正当理由得拒绝之。

第十三条　西医除关于正当治疗外不得滥用吗啡、鸦片等毒质药品。

第十五条　西医于业务上行为不正当或精神有异状事（时），该管官署得停止其执行业务。

第十七条　西医受停止执行业务之处分者，应将证书送由该管官署记载停止理由及期限于该证书背后。

此条例通过后，却迟迟不见颁布，不得已情形下，上海国医药业推举同浩、岑志良、费永祚三人为代表，1934 年 1 月 20 上午乘坐快车晋京请愿。请愿目的包括请政府以国医、国药事之税收用以谋国医国药事业之发展，请政府从速宣布立法院所通过之中医条例，请政府指拨专款设立各省市中医学校等数项。同时，上海国医公会在 1 月 21 日向南京国民政府、国民党四中全会、立法院发电文，言辞恳切："去年十二月十五日，立法院中医条例，迄已逾月，未见公布，群情惶急，揣测丛生。为敢电请钧府，迅赐依法公布，以重民权宪法之精神，而利四千余年之文化。"惜这些请愿并未得到立法机构的明确回复。此后上海中医界多次向南京国民政府请愿颁布《中医条例》，均未得到回应。

《上海市国医学会呈请颁布中医条例》①

呈五全大会文，呈为国医条例早经立法院会议通过，仰恩查案提请国民政府迅予颁布，以资遵行而重医务事。窃维国医具数千年之历史，功效卓著，医治之道，古今崇奉，未有渝也。自西医盛行中国，潮流所趋，信之者众，以致转成额废，良可慨也。国人深知国医内容之优良者，以其道不可废，并深信此道实为外人所珍奇，遂有人焉，公订《国医条例》，已于去年提请立法院会议通过，惟迄未公布施行。兹敬申本会同人之意，呈请大会，查案提请国民政府，迅予颁布，以资遵行，而重医务。

① 申报，1935-12-8.

一面并行加入教育系统，俾国医一道成为国民专修之科，庶几日事进展，更可力求改革，且使国药不致偏废，而国计民生亦皆有赖。为特具文呈请鉴核，仰恳提请国民政府核准施行，不胜感戴之至。谨呈。

呈一中全会，（衔略）窃《中医条例》早经立法院通过，迄今数载，未蒙行政院颁布，群情惶惑，无所适从，此次五全大会，通过对中西医应平等待遇，以宏学术，而利民生案，提交钧会，迅予考虑《中医条例》应否修订一案。恳即迅予通过，即将《中医条例》交国民政府行政院从速颁布，以慰众望而利民生，实为公便，不胜迫切待命之至。

直至 1935 年 11 月召开的国民党第五次全国代表大会上，当时国民党中央委员冯玉祥等 26 人，联合各省及海外代表 55 人，提出"政府对中西医应平等待遇，以弘学术而利民生案"，要求将已通过的"中医条例"，于 1936 年 1 月 22 日正式给予公布实施。这是我国卫生法制史上首次以中医、西医为名同举立法。同年 8 月，卫生署又颁发了《中医审查规则》。

《中医审查规则》①

（1936 年 8 月卫生署公布）

第一条　本规则依《中医条例》第一条第二项之规定制定之。

第二条　《中医条例》第一条第一款所称考试或甄别，凡考试、甄别、检定、审查等，具有测验学识、经验意义之事项皆属之。

第三条　《中医条例》第一条第三款所称中医学校，指经教育部备案或地方教育主管机关立案者。

第四条　《中医条例》第一条第四款所称五年以上，应有执业地主管官署之证明。

第五条　依照《中医条例》第一条第一项之规定请领中医证书者，应备具下列文件、费款，呈送执业所在地或原籍所在地市、县政府核转省政府或省卫生行政机关，转呈卫生署审查。

---

① 神州国医学报，1936，5（1）.

1. 履历书三份。

2. 本人最近正面脱帽半身相片四张。

3. 资历证明文件。

4. 证书费五元。

5. 印花税费二元。

前项执业所在地或原籍所在地为直隶行政院之市时，应迳呈市政府或市卫生行政机关核转。

第六条　审查资格应就请求给证人提出之资历证明文件行之。但认为必要时，得通知请求给证人提出补充证据或径行调查或予以考询。

前项考询得就下列科目范围，参酌请求给证人所习科目，选派专门人员以口头或书面行之。

①《内》《难》概要；② 本草概要；③ 古方概要；④ 伤寒概要；⑤ 温病概要；⑥ 疫症概要；⑦ 妇科概要；⑧ 儿科概要；⑨眼科概要；⑩ 喉科概要；⑪ 外科概要；⑫ 伤科概要。

第七条　中医证书尺度、格式，如附图规定。

第八条　本规则自公布日施行。

附则：

一、中医审查规则第五、第六条所规定之审查给证事项，遵照中政会第十次会议决议第一项，暂由中央主管机关授权地方政府办理。

二、地方政府，指省、市政府或管理公署，其在已设有卫生行政主管机关之省、市，则为其所属之卫生行政主管机关。

三、地方政府收到请领中医证书文件后，应即依照中医审查规则第六条之规定办理。

四、经审查合格之中医，由地方政府发给中医证书。

五、中医证书由地方政府照定式印制，使用证书署名为省政府主席、市长或管理专员，并由该管卫生行政主管长官副署。

六、凡经给证之中医姓名、人数，由地方政府按月列表，汇报卫生署查考。

1937 年 2 月，南京国民党第五届三中全会召开，中央国医馆馆长焦易堂等 53 名委员提案："第一，请责成教育部明令制定中医教学规程编入教育学制系统，以便兴办学校而符法令案。第二，请实行五全大会中西医平等待遇决议原案。"此次三中全会，各地中医药团体也分派代表至京，计达五十余单位。由于会内会外的相互作用，两个提议均被会议所采纳。同年 7 月，国内爆发全面抗战，影响了两个合法议案的实施，但可以看到中医的合法地位已经确立。①

九、《上海市中医注册规则》
《上海市中医声请给证章程》
（1937 年 1 月）

《中医条例》颁布后，上海市卫生局发布相关通令："年来因由于国医界之努力，以及政府当局之扶植，其地位日臻巩固。惟医师执业，对于病家安全关系至巨，中央卫生署为谋确保病家安全起见，对于医师执业订定统一登记新办法，通令各省市县奉行。本市卫生局奉令后，即遵照新办法，一律重行登记，以昭郑重。"② 其后根据《中医条例》中第三条"几经审查合格之中医，欲在某处执行业务，应向该管当地官署呈验证书，请求登记"。于 1937 年 1 月 23 日，增订了关于中医生注册和给证的《上海市中医注册规则》和《上海市中医声请给证章程》。

《上海市中医注册规则》③
（二十六年一月廿三日公布施行）

一、本规则依据中医条例第三条订定之。

二、本市中医除应遵照中医条例各条之规定，随时受本市卫生局之监督外，并遵守本规则各条办理。

① 肖凤彬.民国时期上海的中西医论争.近代史学刊第 5 辑，2009（1）：1.
② 中医世界，1937，12（1）：64～65.
③ 吴铁城.上海市政府公报，1937（177）：119～121.

三、凡中医非经领有中医证书者，不予注册，非经注册者，不准在本市内开业。

四、中医呈请注册给照时，须呈验中医证书，并附缴履历书一纸、四寸半身照片三张，照费及印花税费各二元。

五、核准注册之中医给予中医注册执照。

六、未经本局核准发给开业执照，擅在本市区内执行业务者，按照中医条例第八条及第九条之规定处罚，并得酌量情节，停止其营业。

七、中医应将本市卫生局所发注册执照，张挂易便众览处，以资证明而杜假冒。

八、开业注册执照遗失时，得呈请补领。惟应照本规则第四条之规定，缴纳照费及印花税费，并须登报申明，旧照遗失。

九、中医遇有迁移时，应于二星期内报局备查，违者处十元以下之罚锾。

十、本规则如有未尽事宜，得随时修正。

十一、本规则自公布之日施行。

《上海市中医声请给证章程》①

（二十六年一月廿三日公布施行）

一、凡在本市区内中医声请给证者，应遵照本章程各条办理。

二、凡具有左（下）列资格之一者，经本局审查合格后，准予发给医证书。

1. 曾经中央或省市政府中医考试或甄别合格，得有证书者。

2. 曾经中央或省市政府发给行医执照者。

3. 曾在教育部备案或各地方教育主管机关立案之中医学校毕业，得有证者。

4. 曾执行中医业务五年以上，得有执业所在地主管官署之证明者。

三、以前条资格声请给证而未据提出确切证明文件者，须按中医审查规则第六条第二项之规定，经发交考询委员考询合格后，始准发给中医证书。

四、凡声请给证者，应填具履历书三份、二寸半身照片四张，证书费

① 吴铁城.上海市政府公报，1937（177）：119～121.

五元、印花税费二元，连同资历证明文件，缴呈卫生局核办，并掣给正式收据。

五、凡经审查或考询合格后，由卫生局通知，携带前项正式收据来局领取中医证书等件。

六、已领之中医证书，如有损坏或遗失，呈请补发者，应详细声明原因，缴纳证书费及印花税费各二元，始予补发。同时登报申明旧照遗失作废。

七、已领中医证书之中医，欲在本市区内开业者，应遵照本市中医注册规则办理。

八、本章程如有未尽事宜，得随时修改之。

九、本章程自公布之日施行。

注册及给证章程颁布后，上海市卫生局根据立法院修改的卫生署组织法，添设中医委员会。1937 年 2 月 1 日，成立了上海市卫生署中医委员会，"聘请陈郁、彭养光、刘通、丁济万、张钟毓（锡君）、张简斋、随翰英、茅子明、黄谦九人为中医委员会委员。并闻陈氏为中央国医馆副馆长兼实部主席参事，彭、刘两氏为立法委员，丁君系孟河名医丁甘仁之长孙，热心医药慈善事业，提倡医药文化，为上海中医学院、华隆医院院长，海上惟一之名医。张君为中央国医馆推行主任兼编审委员，即此次随中央国医馆馆长焦易堂氏来沪筹募国医院基金，奔走接洽，颇着劳绩者。其余诸氏，均为各省名医云。"[1] 同年 4 月，上海市卫生局奉令开始办理新的国医登记。

上海市卫生局要求新的国医登记需要经过考试方可注册登记，考试实施由考询委员会负责。"本市卫生局自民国十六年起办理国医登记以来，先后已历十一年，计共办理十次，登记之医师已达七千余人。其原有办法由该局聘由专门人员组织试验委员会，办理审查及考询事宜。审查合格即颁给执照，否则定期考试合格后，再颁发执照。自中央卫生署颁布《中医条例》及《中医审查规则》，并令仰各地方政府办理中医审查

---

① 申报，1937-2-6。

给证事项以来，本市卫生局即妥慎筹备，并组织考询委员会。凡经该局审查认为有疑义者，发交该会考询"。① 同时规定了新办法中可免于考试的资格条件：① 经中央或省市政府中医考试或甄别合格，得有证书者。② 曾经中央或省市政府发给行医执照者。③ 曾在教育部备案或各地方教育主管机关立案之中医学校毕业，得有证书者。④ 曾执行中医业务五年以上，得有执业所在地主管官署之证明者。

免于考试的资格条件第4条"曾执行中医业务五年以上，得有执业所在地主管官署之证明"，此条件与当时中医界的具体情形相悖，部分中医生无法出示官署证明文件，使此条规定引起多方争议，上海国医公会对此特别开会，以求解决方案。"该局此次登记资格，限制颇严，中有行医五年以上且须有地方机关证明文件，方得报名应试，以致一般无证明文件者，多遭摒除，纷纷向本市医团报告，请求救济。各医团据报后，咸认为当局该项规则，对于中医前途大有影响。一再考虑，乃于本月（四月）廿四日由上海四医团举行联席会议，当经议决推举代表八人，计国医公会朱鹤皋、施济群，神州国医学会肖退庵、金长康，中华国医学会唐吉父、张怀霖，国医学会严苍山、叶熙春等，携带呈文先向本市卫生局请求修改中医考试规则。如无效，决联合全国医界续向中央卫生署请求，务达修正该项限制资格过严之条文，以维中医前途"。② 但因时局混乱，未得到明确回复。

十、申请拟定《中医请领部证章程》
（1939年4月）

1939年4月，上海市警察局局长卢英呈请市长傅宗耀"拟订中医请领部证章程""内政部来文查《管理中医暂行规则》，业经拟就呈奉行政

---

① 中医世界，1937，12（1）：64～65.
② 申报，1937-4-25.

院核准，并由本部公布施行在案。嗣后，各地方官署管理辖区内之中医自当遵照公布规则办理，应随时督促，令向本部申请审查给证后，方得执行业务，否则应即取缔，以重法规。相应检同前项规则，暨申请书格式十二百份，附送查照办理等，因准此合行。令仰该局遵照办理，此令附发中医暂行规则八份，申请书一百八十份等，因奉此遵即谨遵办理，并通令职属各分局所遵照，复经按照部颁规则，拟具注册规则呈请核示各在案。惟查中医请领部证章程一项，尚未拟订，将来对于请领部证者实属无所依据，兹将是项章程拟就八条，是否有当，理合具文呈报，仰祈。钧长鉴核示遵，谨呈市长傅。附呈中医请领部证章程一份。警察局局长卢英，中华民国二十八年四月十九日"。[1]

傅宗耀回复云："为指令事呈件均悉，据送拟订《中医请领部证章程》一节，查本府卫生局行将成立，一俟成立后，即将本件发交该局核办。仰即知照此令，附件暂存。中华民国二十八年四月二十五日，市长傅宗耀。"[2] 从此批文可知，1939 年 4 月，上海市卫生局处于空白状态，卫生管理事务暂交由上海市警察局处理，警察局无相关经验，只能因循旧法，按照之前的规则章程管理中医，唯有《中医请领部证章程》一项尚未落实，当时日伪任命的上海市市长傅宗耀认为此项可等到上海市卫生局成立后再予讨论核办。

十一、《中华民国国民政府管理中医暂行规则》《内政部核发中医证书变通证明办法》

（1940 年 8 月）

1940 年 8 月，颁布了《中华民国国民政府管理中医暂行规则》，此规则与前相比较，内容更加详细。如对中医的执业性质加以定义："本

① 上海市政公报，1939（7）：81～82.
② 同上。

规则所称之中医，系指根据中国传统相沿之医学书籍为人治病者而言。其毫无学理根据或涉及迷信者及并无固定住址、沿街治病江湖术士等，均应绝对取缔。"在执业资格认定方面，修改了原来具有争议的"曾执行中医业务五年以上，得有执业所在地主管官署之证明"一条，改为"曾执行中医业务5年以上，并由所在地官署或中医学术团体负责证明确有执行中医业务之能力，经内政部审查合格者"。更加贴合当时中医的实际情况。同时，也增加了新闻广告、器械使用、不得拒诊等方面的条文，并规定中医资格审查由卫生部组织的中医资格审查委员会具体执行。

《中华民国国民政府管理中医暂行规则》①

第一条　凡开业之中医均有遵守本规则之义务。

本规则所称之中医，系指根据中国传统相沿之医学书籍为人治病者而言。其毫无学理根据或涉及迷信者，及并无固定住址，沿街治病江湖术士等，均应绝对取缔。

第二条　中医于开业之前，应先呈请内政部登记，经审查核准颁给中医证书后方得执行其业务。

第三条　凡中国国籍，在25岁以上，有下列资格之一者，得呈请本部审查核发中医证书。

1. 前经中央或省市政府中医考试或甄别合格得有证书者。

2. 经中央政府发给中医执照者。

3. 在内政部认可之中医学校毕业得有证书者。

4. 曾执行中医业务5年以上，并由所在地官署或中医学术团体负责证明确有执行中医业务之能力，经内政部审查合格者。

第四条　有下列情事之一者，虽具有前条资格，仍不得给予中医证书。

1. 曾受1年有期徒刑之执行者。

2. 禁治产者。

① 梁峻.中国中医考试史论.北京：中医古籍出版社，2004（1）：307.

3. 心神丧失者。

4. 凡年在 60 以上，耳聋目昏，不堪执业者，其给证在前，事发在后者，应随时将证书撤销。二三两款之原因消灭时，得再发给此项证书。

第五条　中医请领部证，应备证书费 4 元，印花税 2 元，半身照片 2 张，履历书 1 纸，科目例 1 份，连同各项证明文件缮具申请书缴由所在地该管官署转内政部审核后，发给证书。前项转报程序由卫生局地方呈由主管机关，未设卫生局地方由警察局呈由主管机关，未设卫生局及警察局地方由其他行政官署呈由主管机关，按月汇报内政部。

第六条　中医证书须悬挂于诊病处，以便查阅，并不得涂改转让。倘或遗失，应即声叙补领证书之手续与第五条同，但证书费减为 2 元。

第七条　在本规则实施前已开业之中医，应限于 6 个月内申请登记给证，否则应予取缔。

第八条　凡以照章申请本部审查，在证书尚未领到时，该管地方官署得酌量情形发给临时执照，暂准行医，但仍遵照本部审查结果以凭发给开业执照。

第九条　凡中医欲在某处开业，须向该管地方官署呈验本部中医证书，请求注册，方得开业。

第十条　中医开业休业复业或迁移地址等事，应于 10 日内由本人向该管官署报告。如系死亡，则该中医之关系人应即检同原领部证呈缴该管官署转报本部。

第十一条　中医非亲自诊察，不得实施治疗或开给方剂。

第十二条　中医执行业务时，应备记录簿详载病人姓名、性别、年龄、职业、住址、病历、脉案及其医法，或所用药剂名称、分量、服法等，前项已录簿应保存 5 年，以备主管机关查阅。

第十三条　中医应照下列之规定处方：

1. 自己姓名、住址、部证号数，应签名盖章。

2. 病人姓名、年龄、住址、药名、药量、用法、年月日等。

第十四条　中医为诊断传染病时，应于 24 小时内报告该管官署。

第十五条　开业中医除有正当理由外，不得拒绝诊察。

第十六条　中医关于其业务上不得登载及散布虚伪夸张之广告。

第十七条　中医不得擅行使用科学医之器械、药品或注射法。

第十八条　中医于精神有异状时，该管官署得交由当地中医公会审议后，暂令停止营业。

第十九条　中医于业务上有不正当行为时，该管官署得予以停业处分，或呈报内政部撤销其证书。倘触犯刑法者，并应移送法院依法处分。

第二十条　本规则施行后，凡未领本部中医证书，或受撤销与停止执业处分者，概不得擅自执行业务，违者处以50元以上300元以下之罚锾。

第二十一条　中医受撤销证书处分时，应于3日内将证书呈缴该管地方官署转报本部注销之。其仅受停业处分者，应将证书送请该管官署将停业理由及限期记载于该证书之背面后，仍交由本人收执。

第二十二条　中医违反本规则时，除已定有制裁者外，得由该管官署处以50元以下之罚锾。

第二十三条　关于中医资格之审查，得由本部组织中医资格审查委员会执行之。

第二十四条　中医资格审查委员会之组织及办事细则另定之。

第二十五条　本规则如有未尽事宜，得随时修正之。

第二十六条　本规则之施行日期以部令定之。

《中华民国国民政府管理中医暂行规则》颁布并实施一段时间后，内政部又发文"中医证书变通证明办法"，主要针对证书遗失、无证明书及医学团体限定三个方面加以变通。如因1937年8月政局混乱而遗失证明文件的中医，可用公报等其他证明文件代替，或叙明遗失事实与地点，及证书或执照号码。医者所在地无医学团体组织，无法取得证明书者，可由已领部证中医二人以上的书面证明代替，或当地地方行政机关书面证明代替。医学团体限定在1937年8月以前成立，经地方行政机关备案，而现在依然继续存在者，如所在地前医学团体现在已经解散者，得呈缴曾经加入该团体之证书，以代医学团体之证明文件。

《内政部核发中医证书变通证明办法》①

第一条　凡具有管理中医暂行规则第三条规定之资格,确因民国二十六年八月事变关系而遗失证明文件者,于声领证时,得适用本办法之规定办理之。

第二条　凡具有管理中医暂行规则第三条第一款至第三款规定之资格,而前领之证书或执照已经遗失,应将其他足以证明曾领证书或执照之文件(如公报等类)检呈备查,如无该项证明文件,即应叙明遗失之事实与地点及证书或执照之号数,登载于首都及当地报纸十天,声明作废,并将所登报纸附缴,但均须取得已领部证之中医二人书面证明方得声请,审查发给新证。

第三条　凡具有管理中医暂行规则第三条第四款规定之资格,而所在地并无医学团体之组织,无法取得证明书者,得由已领部证中医二人以上之书面证明,或当地地方行政机关书面证明,确曾从师受业行医五年以上,或提出当地公众团体之聘任文件,确能资以证明者,得申请审查发给新证。

第四条　管理中医暂行规则第三条第四款所谓之医学团体,以二十六年八月以前成立,曾经地方行政机关备案,而现在依然继续存在者为限,如所在地前医学团体现已经解散者,得呈缴曾经加入该团体之证书,以代医学团体之证明文件。

第五条　凡呈报证明文件,如有虚伪情事,申请人及证明人一并依法究办。

第六条　证明人之姓名、籍贯、年龄、职业及住址,应于呈报时详细开列,以便调查。

第七条　依本办法规定,附缴之证明文件,如本部认为仍有疑义时,得通知原申请人来部面询。

第八条　除依本办法之规定外,其申请领取部证手续仍应遵照本部颁布管理中医暂行规则规定之请领部证程序行之。

第九条　本办法如有未尽事宜,得随时呈准修正之。

第十条　本办法于呈请行政院备案后,以部令公布施行。

---

① 卫生月刊, 1943, 1 (3): 28～29.

十二、《上海特别市卫生局中医注册规则》 《上海特别市卫生局中医请领部证章程》

（1941 年 5 月）

1941 年 5 月 27 日，上海特别市卫生局根据《中华民国国民政府管理中医暂行规则》，制定了《上海特别市卫生局中医注册规则》《上海特别市卫生局中医请领部证章程》，主要规定了中医注册、领证、补领等相关项目的费用。

《上海特别市卫生局中医注册规则》①
（三十年五月二十七日核准公布）

一、本市中医除应遵照国民政府二十九年八月公布之管理中医暂行规则各条之规定，随时受本局监督外，并须遵守本规则各条办理。

二、凡中医非领有部证者，不予注册。未经注册者，不得在本市区内开业。

三、中医呈请注册时，须填具申请书，呈验部颁中医证书，并附缴二寸半身照片二张。

四、请领中医注册执照时，每人应缴照费三元，印花税费二元。

五、在本规则未施行前领有本市注册执照之中医，仍应依照本规则第三、第四条之规定换领新照。

六、未经本局核准发给或换给注册执照时擅在本市区内行使中医业务者，将酌量情形处以罚金，并停止其营业。

七、中医应将本局所发注册执照张挂于易便众览之处以资证明，而杜冒充。

八、开业注册执照遗失时得呈请补领，惟应遵照第三、第四条规定之手续办理，并须登报声明旧照遗失作废。

---

① 卫生月刊，1943，1（3）：30.

九、凡中医设立分诊所时，须呈报本局，并呈验原照，除发给分诊所执照，缴纳照费减半外，均须遵照本规则办理，但每一中医只须设立分诊所二处。

十、中医遇有迁移诊所，应于两星期内报局备考，违者处罚。

十一、本规则如有未尽事宜，得随时呈请修正之。

十二、本规则自呈奉市政府核准之日施行。

《上海特别市卫生局中医请领部证章程》①

（三十年五月二十七日核准公布）

一、本局依据国民政府二十九年八月公布之管理中医暂行规则第五条第二项之规定，特订中医请领部证章程。

二、凡与国民政府管理中医暂行规则第三条规定相符者，如请领部证时应遵本章程规定办理之。

三、凡请领中医证书者，应缴证书费四元，印花税费二元，半身二寸相片二张，履历书二张，科目诊例一份，连同毕业证书、资格证明文件，一并呈缴本局，转报核办。

四、请领部证之中医，在尚未奉颁部证以前，经本局查核，资历尚合者，由本局依据管理中医暂行规则第八条之规定，于所发收据上加盖暂准开业之戳记，但查有不合时得随时将暂准开业四字注销，并令停业。

五、请领证书颁给到局后，由局通知给领日期，分别给领。

六、已领之证书，如有损坏或遗失，呈请补给时，应详晰声明原因，提出确定证明文件，仍按照本规则第三条之规定，手续（但证书费改为二元）呈缴到局，始予转呈核办。

七、凡具有国民政府管理中医暂行规则第三条规定资格之一，已领有前部颁证书者，亦须按照本规则第三条之规定手续办理，但证书费减为二元。

八、已领部证之中医，欲在本市区内开业时，应遵照本局中医注册规

---

① 卫生月刊，1943，1（3）：28～29.

则，领得执照方准开业。

九、本章程如有未尽事宜，得随时呈修正之。

十、本章程自奉市政府核准之日施行。

1941年12月29日，上海特别市市长陈公博特别针对医药人员及中医领换部颁证书的纸张和印刷费用增加，而改订调整了收费数额，"查迩来纸张印刷等费，增加数倍，所有医药人员及中医领换部颁证书，业经本部改订收费数目，定于三十一年一月份起实行，并于本月十日呈奉行政院行字第五九四八号指令照准在案。现以本年度即届终了，该项领证费用办法亟待实行，除分咨外，相应检附该项改订收费数目表，咨请查照并转饬所属遵照为荷"。①

十三、《上海特别市各区办理
医药从业登记办法》
（1943年12月）

1943年12月，上海特别市对上海市的医师、中医、牙医师、镶牙生、药师、药剂士、助产士、兽医师及医院、药商等各医疗行业统一发布了《上海特别市各区办理医药从业登记办法》，要求必须遵照中央颁行的法规，向市卫生局注册。

《上海特别市各区办理医药从业登记办法》②

一、凡在本市各区以医师、中医、牙医师、镶牙生、药师、药剂士、助产士、兽医师、医院、药商等为业务者，应分别遵照中央颁行法规办理，并向本市卫生局注册。

---

① 上海市政公报，1941（12）：20～21.
② 上海市政公报，1943（36）：36.

二、凡医药从业人员，已遵照中央颁行法规领得证书并已领得本市卫生局开业执照者，应向开业所在地区内卫生处所报请登记，其尚未设有卫生专管机关者，得由区公署办理之。

三、医药从业人员报请登记时，应填具报告表，并将中央颁给证书及本市卫生局所发开业执照呈验于该区内主管卫生事业之机关，并由该管机关于开业执照背面加盖查验图章并予登记，但不得征收费用。

四、凡未领有部颁证书及本市卫生局开业执照者，不予登记，并不准在各该管区开业。

五、医药从业人员如迁移地址，除应照本市卫生局注册规则办理外，并应向迁出所在地区及迁入所在地区内之卫生主管机关分别报告备查。

六、违背本办法者，分别遵照中央颁行之法则处罚或勒令停业。

七、本办法如有未尽事宜，得随时修正之。

八、本办法自公布之日施行。

1943 年 9 月 22 日，重庆国民政府公布施行了《医师法》，并同时将《中医条例》和《西医条例》废止。《医师法》对行医资格、诊务开业、医者义务、违反惩处、医师公会等几方面作了详细规定。资格认定内容与前相较，增加了"背叛中华民国证据确实者"撤销资格一条。开业方面要求医师必须加入所在地医师公会，方可开业。医师公会一章为前面所未有，对公会的区域、规模、人数、组织结构作了具体要求。

《医师法》①
（1943 年 9 月 22 日国民政府公布施行，中医条例及西医条例同日废止）

第一章 资 格

第一条 中华民国人民经医师考试及格者，得充医师。

第二条 列于具有下列资格之一者，前条考试得以检核行之。

1. 公立或经教育部立案或承认之国内外专科以上学校修习医学，并

① 陈明光.中国卫生法规史料选编（1912～1949.9）.上海：上海医科大学出版社，1996（1）：671.

经实习成绩优良，得有毕业证书者。

2.在外国政府领有医师证书，经卫生署认可者。

前项检核办法，由考试院会同行政院定之。

第三条　中医具有下列资格之一者，亦得应医师检核。

1.曾向中央主管官署或省市政府领有合格证书或行医执照者。

2.在中医学校修习医学，并经实习成绩优良，得有毕业证书者。

3.曾执行中医业务五年以上，卓著声望者。

第四条　有下列各款情事之一者，不得充医师。其已充医师者，撤销其资格。

1.背叛中华民国证据确实者。

2.曾受本法所定除名处分者。

第五条　经医师考试及格者，得请领医师证书。

第六条　请领医师证书，应具申请书及证明资格文件，呈请卫生署核明后发给之。

第二章　开　　业

第七条　医师开业应向所在地县市政府呈验医师证书，请求登录，发给开业执照。

第八条　医师歇业、复业或移转时，应于十日内向该管官署报告。死亡者由其最近亲属报告。

第九条　医师非加入所在地医师公会不得开业。

第三章　义　　务

第十条　医师非亲自诊察，不得施行治疗、开给方剂或交付诊断书；其非亲自检验尸体者，不得交付死亡诊断书及死产证书。

第十一条　医师执行业务时应备治疗簿，记载病人姓名、年龄、性别、职业、病名、病历、医法。前项治疗簿应保持十年。

第十二条　医师处方时应记明下列事项。

1.自己姓名、证书及执照号数，并签名或盖章。

2.病人姓名、年龄，药名、药量、用法，年、月、日。

第十三条　医师对于诊治之人交付药剂时，应于容器或纸包上将用法、病人姓名及自己姓名或诊疗所逐一注明。

第十四条　医师如诊断传染病人或检查传染病之尸体时，应指示消毒方法，并于四十八小时内，向该管官署报告。

第十五条　医师检查尸体或死产儿，如认为有犯罪嫌疑者，应于二十四小时内，向该管官署报告。

第十六条　医师如无法令所规定之理由，不得拒绝诊断书、检案书或死产证书之交付。

第十七条　医师关于其业务，不得登载或散布虚伪夸张之广告。

第十八条　医师除正当治疗外，不得乱用鸦片、吗啡等毒剧药品。

第十九条　医师不得违背法令或医师公会公约，收受超过定额之诊疗费。开设医院者亦同。

第二十条　医师对于危急之病症，不得无故不应招请或无故迟延。

第二十一条　医师受公署讯问或委托鉴定时，不得为虚伪之陈述或报告。

第二十二条　医师对于因业务知悉之他人秘密，不得无故泄漏。

第二十三条　医师关于传染病预防等事项，有遵从该管行政官署指挥之义务。

第四章　惩　处

第二十四条　医师与业务上如有不正当行为，或精神有异状，不能执行业务时，卫生主管官署得令缴销其开业执照，或予以停业处分。

第二十五条　医师受缴销开业执照之处分时，应于三日内，将执照缴销；受其停业之处分者，应将执照送由卫生主管官署，将停业理由及期限记载于该执照背面后，仍交由本人收执，期满后方准复业。

第二十六条　医师未经领有医师证书，或未加入医师公会，擅自开业者，由卫生主管官署科以百元以下罚锾。

第二十七条　医师违反奉法第十条至第二十三条之规定者，由卫生主管官署科以三百元以下之罚锾。其触犯刑法者，除应送司法机关依法办理外，并得由卫生署撤销其医师资格。

第五章 公　会

第二十八条　医师公会分市县公会及省公会，并得设全国公会联合会于国民政府所在地。

第二十九条　医师公会之区域，依现有之行政区域，在同一之区域内，同级之公会以一个为限。但中医得另组织医师公会。

第三十条　市县医师公会以在该管区域内开业医师九人以上之发起组织之，其不满九人者，得加入邻近区域之公会或共同组织之。

第三十一条　省医师公会之设立，应由该省内县市医师公会五个以上之发起，及全体过半数之同意组织之。其县市公会不满五单位者，得联合二以上之省共同组织之。

第三十二条　全国医师公会联合会之设立，应由省或院辖市医师公会七个以上之发起，及全体过半数之同意组织之。

第三十三条　各级医师公会之主管官署为主管社会行政机关，但其目的、事业，应受卫生主管官署之指挥监督。

第三十四条　各级医师公会依其级别设理事、监事，其名额如下。

1. 理事三人至三十一人。

2. 监事一人至九人。

前项理监事之任期，不得逾三年，连选得连任一次。

第三十五条　医师公会应订立章程，造具会员简表及职员名册，呈请所在地社会行政主管官署立案，并应分呈卫生署备查。

第三十六条　各级医师公会之章程，应载明下列各项。

1. 名称、区域及会所所在地。

2. 宗旨、组织、任务或事业。

3. 会员之入会及出会。

4. 理监事名额、权限、任期及其选任、解任。

5. 会员大会及理监事会议之规定。

6. 会员应遵守之公约。

7. 贫民医药扶助之实施办法。

8. 经费及会计。

9. 章程之修改。

10. 其他处理会务之必要事项。

第三十七条　各级医师公会会员大会或理监事会之决议，有违反法令者，得由主管官署撤销之。

第三十八条　医师公会之会员有违反法令或章程之行为者，公会得依理监事会或会员大会之决议，将其实事证据报经卫生署核准，予以除名，并应分呈社会行政主管官署备查。

第六章　附　　则

第三十九条　本法施行细则由卫生署会同社会部拟订，呈请行政院定之。

第四十条　本法自公布日施行。

十四、《收复区开业医事人员管理办法》
（1945 年 12 月）

1945 年 12 月 1 日，颁布《收复区开业医事人员管理办法》，基本按照之前的规章进行办理，属于过渡时期的暂时性管理办法。

《收复区开业医事人员管理办法》①

第一条　收复区开业之医事人员在未经依法取得合法资格前依照本办法管理之。

第二条　本办法所称医事人员指原在收复区开业之医师、中医师、药剂师、牙医师、护士、助产士、药剂生、镶牙生现仍继续执行业务者。

第三条　省市卫生主管机关对于前条开业医事人员之资历，经审查认为可合于各该项职业考试应检核之资格，或经考询其学识能力，认为可以执行业务者，得发给临时开业执照。前项临时开业执照有效期限至

---

① 梁峻 . 中国中医考试史论 . 北京：中医古籍出版社，2004（1）：302.

三十五年底为止，过期失效。（奉令展期至三十六年6月底止）

第四条　开业医事人员应于临时开业执照有效期限届满前向考试院依法申请检核或应考，俟取得考试及格证书，再呈卫生署请领职业证书，并向地方卫生主管机关另行注册领照后，始得继续开业。

第五条　本办法自公布日施行。

1945年12月11日，上海市卫生局为便于管理和实施中医、中药相关的工作，设置了"中医咨询委员会"，并初拟了"中医咨询委员会组织简章"，其主要工作有协助推行卫生行政事项、审查中医中药学术成法之疑义、鉴定成药方剂之正误、审议中医之资历及其他业务相关的建议事宜。此简章后经当时的上海市市长钱大钧、副市长何德奎审阅，建议将其中的第二条第三项"审议中医之资历事项"删去，其余皆可。

《上海市卫生局中医咨询委员会组织简章》①
（卫生局原拟）

一、上海市卫生局（以下简称本局）为便利管理中医中药起见，设置中医咨询委员会（以下简称本委员会）为本局咨询机关，以祛除官民隔阂，增进行政效率。

二、本委员会接受局长之咨询或委员之提议，对于下列各项事宜，拟具意见送请局长采择施行。

1. 指导中医中药从业人员遵守医药法规，协助卫生行政之推行事项。

2. 审查中医中药学术成法之疑义鉴定成药方剂之正误事项。

3. 审议中医之资历事项（删）。

4. 其他关于中医中药学术上业务上之建议事项。

三、本委员会设委员七人至九人，由局长就本市素有声望之中医师中聘任之。

四、本委员会设主任委员一人，由委员中推选之。

五、本委员会每月召集常会一次，必要时得召集临时会，以主任委员

---

① 上海市政府公报，1945，1（5）：3.

为主席。

六、本委员会开会时应请本局主管处处科长列席，并得请局长出席指导。

七、本委员会不对外行文。

八、本委员会委员为名誉职，但开会时得酌支车马费。

九、本简章由卫生局订定施行，并呈报市政府备案。

十五、《上海市卫生局办理原在收复区开业医事人员资历审查及考询办法》

（1946 年 4 月）

1946 年 4 月，上海市卫生局颁布《上海市卫生局办理原在收复区开业医事人员资历审查及考询办法》，对医师、中医师、药剂师、牙医师、护士、助产士、药剂生、镶牙生进行资历审查。

《上海市卫生局办理原在收复区开业医事人员资历审查及考询办法》①

第一条 上海市卫生局为依照收复区开业医事人员管理办法，并呈奉卫生署京医（36）字第三八三六号指令继续办理医事开业人员资历及考询起见，特订定本办法。

第二条 凡于本市收复前在本市开业，现仍继续执行业务之医师、中医师、药剂师、牙医师、护士、助产士、药剂生、镶牙生，未经依法取得合法资格者，悉依本办法于 4 月 24 日至 5 月 3 日前来本局申请审查资历或申请考询，经审查或考询合于收复区开业医事人员管理办法第三条之规定者，由本局发给临时开业执照，逾期不为申请或申请不合格者，勒令停业。

第三条 凡合于第二条规定之医事人员，具有各该项职业考试应检核之资格者（见考试院规定检核资格表），得申请审查资历。申请审查资

① 梁峻.中国中医考试史论.北京：中医古籍出版社，2004（1）：302.

历应填具申请书并缴下列各件：① 学历经历证件。② 公会或其他足资证明确于收复前在本市开业之证明文件。③ 最近脱帽半身 2 寸相片 6 张。④ 执照费：医师、牙医师、中医师、药剂师各一万元；护士、助产士、药剂生、镶牙生各五千元。⑤ 印花税费二百元。

第四条　凡合于第二条规定之医事人员，未具备各该项职业考试应检核之资格者，得申请考询。申请考询应填具考询申请书并缴下列各件：① 公会或其他足资证明确于收复前在本市开业之证明文件。② 最近脱帽半身 2 寸相片 6 张。③ 执照费：医师、牙医师、中医师、药剂师各一万元；护士、助产士、药剂生、镶牙生各五千元。④ 印花税费二百元。⑤ 考试费三万元。

第五条　考询由本局组织考询委员会办理。

第六条　考询分口试及笔试 2 种。凡经医事人员高等考试或普通考试之检定考试，主科全部及格得有证书者，得免笔试。

第七条　考询科目如下：（择略）中医师考询科目：药物学、方剂学、诊断学、临症实验、各专科（内、外、妇、儿、推拿、针灸，报考何科即考该专科）。

1946 年 11 月 1 日，上海区开始中医考试，对于此次考试的情形，不同的报刊所报道的角度各有不同，可大体反映出各自不同的观点和看法。如《中西医药》云："上海区特种考试中医师考试，系与高考司法官考试同时在光华大学举行。上海区中医师考试，尚为第一次，报名人数甲于全国，总计报名者达一千七百人之多，审查合格者为一千四百余人，持有上海各中医学校毕业证书者，均不准应考。迭经交涉，始准以开业五年之资格，参加考试，但须取得现任公职人员证明书，结果此辈毕业生，由国大代表丁仲英一手包办，证明了事，乃得同样参与考试。各区考题，均由考选委员会拟就，寄交各试区，上海区试务长为高等法院院长郭观云氏，中医师典试委员全国六人，上海方面即为丁仲英，并另聘当地中医二十人为襄试委员。"[1] 初介绍考试情形外，似乎对中医参与考试资格

① 中西医药，1946（30）：18～19。

中医管理政令及医事

颇有微词。而《健康医报》则主要记载了考试情形，以及考试合格人员还需要赴京受训事宜。

记上海区中医师考试：及格人员尚须赴京受训①
《中华民国训政时期约法》

上海考区报名人数甲于全国，共计报名者一千六百七十余人，审查合格者共一千四百四十人（内科八百二十人，妇科二百五十人，儿科一百四十人，外科一百五十一人，针灸科三十八人，伤科二十七人，按摩科九人）。试务处处长郭观云（高法院院长），考试院方面并聘请张赞臣、陈存仁、章次公、秦伯未、程门雪、钱今阳、徐相任、朱星江、严苍山、蒋文芳、顾渭川、丁济万、朱鹤皋、朱小南、唐吉父、丁仲英、虞舜臣、胡光轩、程迪仁、余鸿孙等为襄试委员。各种试题由南京考试院拟就密封，寄往各地考试区，在众委员监视下，当场开封印发给考试人员，场中有监察使署及司法行政人员监试。

十六、《上海市卫生局核发医事人员临时开业执照办法》
（1947 年 4 月）

1947 年 4 月，上海市卫生局颁发了《上海市卫生局核发医事人员临时开业执照办法》，与 1946 年 4 月所颁发的《上海市卫生局办理原在收复区开业医事人员资历审查及考询办法》较为相似。考询方面增加了组织"考询委员会"一项，便于管理中医考询事宜。上海市卫生局考询委员会成立于 1947 年 4 月，委员刘瑞恒、颜福庆、王吉民、林可胜、庞京周、陈邦典、颜毓琦、董浩凡、徐少明、朱恒璧、刁信德、汪企张、刘永纯、郭琦元、沈克非、宋梧生、余云岫、裘少白、丁仲英、

---

① 健康医报，1946（14）：3．

沈鹤臣、谢能、史致富、汪世澄、俞焕文、褚承猷、朱鹤皋、蒋文芳、顾渭川、张继等29人。其中有卫生行政人员如卫生局局长张继、前卫生署署长刘瑞恒等，有上海中医名家丁仲英、朱鹤皋、蒋文芳、顾渭川等，也有主张废除中医的西医名流，如余云岫、汪企张、庞京周、宋梧生等。第1次至第8次会议均在上海市卫生局会议室召开，商讨考询相关事项。①

《上海市卫生局核发医事人员临时开业执照办法》②

第一条　上海市卫生局为依照收复区开业医事人员管理办法之规定核发临时开业执照，特订定本办法。

第二条　凡于本市收复前在本市开业，现仍继续执行业务之医师、牙医师、中医师、药剂师、护士、助产士、药剂生、镶牙生未经依法取得合法资格者，应依本办法于4月21日至30日申请核发临时开业执照，其经审查及考询不合格者勒令停业。

第三条　凡未具有各该项职业考试应检核资格之开业医事人员，须经考询合格方得发给执照。前项考询应组织考询委员会办理之。

第四条　申请核发临时开业执照者，应亲至卫生局填具申请书并缴下列费件。

1. 学历经历证件或检定考试合格证者。

2. 区公所或公会证照开业年资之文件。

3. 最近脱帽半身二寸相片六张。

4. 执照费：医师、牙医师、药剂师一万元；护士、助产士、药剂生、镶牙生五千元。

5. 法定印花税费：应经考询人员并须缴考询费四万元。

第五条　考询分口试及笔试二种，凡经医事人员高等考试或普通考试之检定，考试主科全部及格得有证书者举行口试，其余笔试。

第六条　考询科目（略）。

① 谬果，梁峻，李经纬．东西方医学的反思与前瞻．北京：中医古籍出版社，2002（1）：316.
② 梁峻．中国中医考试史论．北京：中医古籍出版社，2004（1）：306.

除了颁发《上海市卫生局核发医事人员临时开业执照办法》外，上海市卫生局也相应地发布了"上海卫生局续发临时执照"的通知，对在收复前，已在本市开业之医业从事人员（中西医师药牙产科等），第一次未及领有临时执照者，可以依照"收复区医事人员管理办法"第三条之规定，呈缴证明文件，申请报名，听候审查或考询，补领临时开业执照，以五月三日为截止期，此后不再核发。"六月份起，凡无开业执照者，即将被取缔。而领有临时执照以后仍须遵照《医师法》，另备县政府证明文件，呈向考试院申请检覆，具领部证，就地登录，方能合法开业"。①

同时，上海卫生局通知即将举行中医临时执照考试，现已分别聘定各科专家，举行考试。"中医师之考询科目，口试外为诊断、处方、药物、选科（分内、外、妇、儿等）及临证实验五种，产科则改为模型实验云"。②

上海卫生局举行中医临时执照考试记③

胜利后，上海市卫生局按照"收复区开业医事人员管理办法"发给临时开业执照，有效期限初本定三十五年年底为止。惟因中央考试院办理检覆及高考，全国人数众多，未能如期完竣，管理方面，诸多困难，已呈准院部，将临时执照之有效期限展期，以便各医事人员，得从容向考试院检覆具领卫生部部证，体谅医事人员，可谓至矣尽矣。本年四月，奉令继续办理审查考询，补发临时开业执照一次，逾期或不合格者，一律勒令停业。经张局长聘由各该专家，组织考试委员会，（中医药朱鹤皋、陈存仁、岑志良，西医药庞京周、史致富等十五人）妥议方案专司其事，西医药师等七项人员，于六月一日先期考询，中医师则迟至六月二十二日在虹口复兴中学举行笔试。（先于十日由张维局长召集第六次中医咨询委员会，由张局长亲自晋京，面聘卫生部中医委员会检拟课题，先一日密封送沪，连夜各别油印，当天分发考生，防范周密，无法外泄。）当日清晨八时，报到者计共五百另七人，共分五门，课题如左（略）。

① 中医药情报，1947（2）：3.
② 同上。
③ 同上。

考试之隔夜，适发飓风，大雨倾盆，马路积水没腰，交通梗阻，而各中医师之与考者，莫不准时报到，精神毅力，殊堪欣钦。八时入场，至午牌时分，都已缴卷，秩序始终不懈。越三日，（二十五日）除全体中医咨询委员外，由张局长添聘阅卷专员，计到丁仲英、朱鹤皋、丁济万、朱小南、程迪仁、胡光轩、黄文东、陈大年、虞舜臣、唐吉父、朱星江等各专家，分科批阅，每科以五十分为及格，（与口试分数平均计算）直至午夜始毕。复于六月二十九日，仍在虹口原试场，举行口试。另向京杭专聘高德明、郭受天、卓宗海、董志仁、何筱香、徐究仁等诸名家，担任口试委员，对于应试者之品学资历，个别询究颇详，给分尤属谨严。自晨八时起，至午后三时，始告完毕。张局长执行此次考询全局，厘订程序，公司周密，秩然无间，将来医事人员之行政管理，已筑就良好之基础矣。（又讯）阅卷委员陈存仁因参加市参议会市政考察团，故未出席阅卷云。

中医教育政令及医事

近代西学东渐，西方医学渗透到了中国社会各个阶层，而北洋政府在政策上对中医的歧视，更使传统中医遇到了前所未有的挑战。在这种历史境遇下，一些比较开明的中医人士开始尝试接受西医学，希望通过沟通中西医学，改进传统医学，谋求中医生存发展的途径。

1904 年，上海著名中医活动家李平书创办了第一所女子中西学堂，率先采用中西医课程并授的教育方式。1909 年上海中西医院院长汪洋创办中西医院函授学校，各门课程中西内容并列，这种中西医知识并置分授的方式影响了后来的中医办学教育。1917 年丁甘仁于上海创办了上海中医专门学校，该校教师中西皆备、学员中西皆学，附设广益医院，校长与教师都是当时的著名医家如曹颖甫、丁福保、陆渊雷、祝味菊等。早期毕业生有丁济万、陈存仁、秦伯未、王慎轩、许半龙、沈石顽、张赞臣、章次公、程门雪、黄文东、严苍山、王一仁等，后来都成为中医名家。

1925 年，恽铁樵仿效西方函授教育的形式，创办了铁樵中医函授学校。主张"取西国学理，补助中医"的改进中医思想。丁甘仁、夏应堂于 1926 年在上海创办的上海女子中医专门学校，朱少坡、谢利恒于 1926 年在上海创办的神州中医大学，徐小圃、祝味菊于 1927 年在上海创办的景和医科大学，1927 年王一仁、秦伯未、许半龙等创办了上海中国医学院，以"发扬中国医学，融合现代知识，培植国医人才，为社会服务"为办学宗旨，在教学中打破中西医成见，博采众长。民国后期上海的一些中医学校，更是在教学中冶中西医学于一炉并融会贯通，以培养中医科学化人才为学校教育目标。1936 年创办的新中国医学院立足于"研究中国历代医学技术，融化新知，养成国医专门人材，增进民族健康"的办学方针，教学内容更倾向西医学，学校设较完备的理化实验室，其中医科学化教育程度为其他院校所不及。学校还率先设立研究院，以"实现国医科学化，养成国医高深人才以供社会需要，并以科学方式证明国医理论及治疗经过，以供世界医学者之研究"为宗旨，先后培养了六名中西医知识兼备的现代化高级人才。

近代中医学校教育打破了传统医学传承模式，更借鉴西医临床实践模式，设附属医院作为实习基地。这种"扩充培植国医人才，谋求师徒传授改进之计划"是中西汇通思想在中医实践教育中的体现。早先上海女子中医学堂和中西医院函授学校分别附属于上海医院及中西医院，并以两所医院作为临床实习基地。中医界在创办中医学校后亦设立附属医院，为学生提供临床实践基地。上海名医丁甘仁及其子仲英1921年先后创办上海沪南广益医院及广益医院北院，"一是使在校学生有实习机会，二是嘉惠贫病"，开近代高等中医学校办附属医院之先声。1930年丁仲英创办的华隆中医院及华隆分院更设住院病床，并聘请医校毕业、名师授徒之医师为住院医生，每日诊察一次。这是近代最早出现的中医院校毕业生任病房住院医师以及中医医院查房制度。中国医学院先后创办了中国医院、广恩医院（后期）、时疫医院作为实习基地。新中国医学院不仅设立新中国医院、恒丰路施诊所供学生临床实习，还在学校附设研究院、建漕河泾中药圃，使学生的教育实践不仅仅局限于临床，更有中药实践基地和西医学实验室。中医学校创办临床教学医院，是近代中西医汇通思想在实践教育中的体现，这种实践教育模式在现代中医学校教育中一直沿袭至今。

近代中西汇通名家在编写中医教材时，试图借助西医学来改良传统中医。这种以西学改良中医的思想主要有两种观点：① 肯定传统中医理论，以西学改进中医，主要以铁樵函授学校教材为代表。② 以中医科学化为宗旨，提倡西理中法改革中医。主要以陆渊雷的"今释""补正"类教材为典型。恽铁樵认识到"居今日而言医学改革，必须与西洋医学相周旋。所谓与西洋医学相周旋，初非舍己从人之谓，假使中医有演进之价值，必须吸收西医之长与之化合以产生新中医，是今后中医必行之轨道"。这种改进中医的思想在铁樵中医函授学校教材中有诸多体现。例如，《内经讲义》对原文"心者，君主之官也，神明出焉"的阐释："今日解剖所得知识，全出于脑,不出于心。心为造血之器官,非知识之器官,此言是也。然脑仍是器官,神经乃知识所由之路径,识阅乃知识所居之屋宇。若问知识之本质,仍是一不可思议之物,并非脑与神经,况所谓心者,君主之官,神明出焉,竟是虚位,不言实质,故心独为君火。"[1] 恽氏还提出了中西医学各有所长,当兼容互长的观点:"西方科学不是学术唯一之途径,东方医术自有立脚点。西医学之解剖学、微菌学、生理学皆属物的研究,中医则重形能、主气化,顺乎自然。"因此在教材中更注重中西医的比较研究,察其异同,融会贯通,为后世中西医结合教育的形成奠定了基础。

陆渊雷推崇仲景临床实践体系,对中医理论持否定态度。他在《伤寒今释》中论道:"前贤注解,大抵根据《内经》《难经》而参以自己臆想。即《内》《难》本文,亦不过依附五行四时等当时通行理想,而托之黄帝、岐伯、越人而已。近年欧西传来之医学,出自种种精密试验,虽未能悉合真际,大体已无多违失。是以鄙人治医,取古人之事实,释之以科学之理解,此《今释》所以命名也。"并认为《内经》诸书,当于后年内作参考研究之课,不可于初学年作正课,空费时间。"与恽铁樵相比,陆氏中医科学化主张以西学替代中医理论,这种观点难免有"废医存药"之嫌。近代中医教材中的中西汇通体现了当时中医教育思想的争鸣,虽然一些医家的汇通思想存在一定偏颇,甚至一些观点至今饱受争议,但是从另一侧面可反映当时中西汇通医家敢于突破传统中医发展的固有模式,博采中西之长,自我改革创新的学术态度。

一、《大学令》漏列中医教育案
(1912 年 10 月)

1912 年 7 月 10 日全国临时教育会议在北京召开,这是中华民国成立后的第一次中央会议,到会议员 50 余人。开幕式由教育总长蔡元培主

① 恽树钰, 秦伯未. 中医珍本文库影印点校《内经讲义》《读内经纪》合集, 2011:124.

持，其发表演说："此次教育会议即是全国教育改革的起点，此次已决事件，如果能件件实行，固为重要关系，即是间有不能实行者，然为本会议已经决议之案，将来必有影响。"长达一个月会期基本制定了民国教育的各项方针政策及具体规程、规则，其中涉及医药内容的有《大学令》《专门学校令》，决定大学中设医科，专门学校中设医学专门学校和药学专门学校，但根本未涉及中国医药学。

随后教育部于 10 月 22 日和 24 日颁布《专门学校令》《大学令》，又在 11 月教育部公布了依据《专门学校令》《大学令》制定的"医学专门学校规程"和"药学专门学校规程"，医学课目 48 种，药学课目 31 种，亦均无中医药学内容。1913 年 1 月北洋政府教育部颁布的"大学规程"，医科分医学门和药学门，医学门课目 51 种，药学门课目 52 种，仅药学门科目中有中国生药学及实习二种。这一次的教育法令将传统中医药教育排斥在国家医学教育之外，遭到了全国广大医药界的坚决反对。

专门学校规程公布后，中医药界有识之士意识到此事关系中医发展和命运，纷纷起而勘正。1912 年底，丁甘仁联合医界颜伯卿、葛吉卿、余伯陶、包识生、王问樵、钱庠元等人在上海发起成立"神州医药总会"，以广泛团结全国中医药界力量进行请愿活动，该会为全国性中医药组织，宗旨是"合全国医药界，阐发神农圣学，保存天产利权"。其筹办简章指出："兹者教育部定章，于学校之课程，删中医之科目，弃圣经如敝屣，视吾辈如赘瘤，是可忍也，孰不可忍！同人等未遑责人，先行求己，爰集同志，发起斯会，藉名流之讲论，作吾道之干城，编辑学科，组织医报，病院学校，徐俟扩充，拟呈请教育部保存，要求国会员同意，众擎易举，万险不辞！"[1] 1913 年 2 月 10 号神州医药总会召开第三次会议，推定临时主任兼经理丁甘仁、余伯陶、钱庠元三人，会议一致认为当前应以向立法行政机关情愿为第一要事，决定发起神州请愿团，并由李绲臣负责起草"恳请提倡中医中药准予另设中学医药专门学校以重民命而顺舆情"请愿书，其中阐述了提倡中医药的五点理由：① 中西医各有所长；② 中西体质禀赋不同；③ 中医药为民众所信仰；④ 西医难以承

---

① 文庠 . 移植与超越：民国中医医政 . 北京：中国中医药出版社，2007：46.

担全国卫生保健；⑤ 中西药关系国家财政。因此要求政府统筹全局，准予提倡中医药，除前次西法学校业已颁布通行外，请再厘定中学医药科目，另颁中学医药专门学校规程，一方以西法补助中医，一方以中学补助西法，相辅而行，互为砥砺。① 由神州医药总会发起并组织并联合全国19 个分会共同参与的首次全国性中医界抗争活动，进京向北洋政府教育部请愿，要求政府保存国粹，允许中医加入学系，但遭到北洋政府教育总长汪大燮的拒绝，其声称："余今后决意废弃中医，不用中药，所请立案一则，是难于照准的。"1914 年 3 月 17 日《申报》上登载了北洋政府答复全国中医药请愿团的国务院第 35 号批文："来呈陈述理由五端，尚属持之有故，拟办各事亦均据条理。除厘定中医学校科程一节暂从缓议外，其余各节应准分别筹办。"②

此种态势令中医药界深感忧虑，意识到此事关系中医药前途命运，纷纷起而抗争。神州医药总会在 1913 年 2 月 10 日第 3 次会议中，会员一致认为当前应向立法行政机关请愿为第一要事，决定发起神州请愿团，由李缙臣负责起草请愿书，药界代表钱庠元当场表示愿意出钱赞助。③ 会后神州医药总会向全国中医药界发出组织"医药救亡请愿团"之呼吁，至 1913 年 10 月，全国已有 19 个省市医学团体及同仁堂、西鹤年堂等药业团体同意派代表共同赴京请愿。各地代表于 1913 年 11 月23 日起程赴京，于 12 月在京会合，组成"医药救亡请愿团"。请愿书由神州医药总全会长余伯陶审定，"恳请提倡中医中药准予另设中医药专门学校，以重民命而顺舆情"。

《神州医药总会请愿理由书草案》④
拟呈请教育部保存中国医药准予本会立案理由书
呈为恳请保存国粹准予本会立案以重民命而顺舆情事
窃维神州医药胚胎于黄农，萌芽于岐尹。其时以君相之尊，倡导于

---

① 神州医药总会邮递简章.南京医学报，1913（11）：5.
② 陈明光.中国卫生法规史料选编（1912—1949.9）.上海：上海医科大学出版社，1996：623～624.
③ 张伯礼.百年中医史（1912—2015）.上海：上海科学技术出版社，2016：42.
④ 神州医药总会请愿理由书草案.医学杂志，1913（21）：68～73.

上，不知几经剖解、几经化验，始能知脏腑、脉络之形，补泻温凉之性，留此仁术以活万民也。沿至有周设为专官，岁会月稽十全为上，故得名医辈出如扁仓和缓之伦，皆能洞见症结，力起沉疴，史册所载，神奇莫测，诚有非后贤所能梦见者。非必古智而今愚，盖在上者视生命为至重，有以倡导而策励之也。秦汉以降，古法渐沦，非无读书明理之士，任抱残守缺之功，然异说之簧鼓，庸流之杂厕。在上者概视为无足重轻，不加别白，一任其人自为教，家自为师，众论纷歧，各是其是，以致学说不能统一，腾笑于西人，非医学之不善，实立法之多疏耳。果使仿成周医师之制，参以泰西学校考验之法，去非存是，精益求精，则俞跗、华佗之辈不难复见。于今日亦何致遽逊西人哉！

　　方今民国肇始，我国医药人材方将与世界各国争一日之长，而大部定章于学校之课程，独取西法为科目而不及中学，此固迫于世界进化之大势具有苦心，然会员等愚以为中国医药实行改良则可，遽加淘汰则不可。譬之华人饮食不能尽易西餐，华人服饰不能尽改西装，学校习西语而国语不能废，学西文而国文不可缺。我中华医药亦有万不能偏废之重要理由，请为我大部缕晰陈之。夫学问事必互相淬砺，其进步乃速，西医之所长者，为解剖、化验之学，于脏腑之形象，药物之原质，实能言之凿凿无可疑者。其实中国《内》《难》两经早已发明，在先因中古以后，礼教昌明，华人最重天伦，死后解剖以为不仁不孝，虽以流寓各国之华侨迢遥万里，亦必扶榇归正邱首，然后心安。如被解剖火化，则其生存之亲丁即毕生茹痛如不可容于天地之间。从古圣贤垂训，非特父母之体毫发不敢犯弁，其名讳亦不敢称，推之身体发肤受之父母，不敢毁伤，犹于受解剖乎？明祖登极有禁火葬之律，有戒割股之文，中华礼教所重，端在于此，是以解剖、化验之学渐至失传，非中医之不欲究心，实由社会崇尚礼教使然，欲实验而其道无由也。虽《内》《难》两经原文与泰西新说比较不无微异，此非圣经之讹谬，实缘传写之失真耳。夫以五经四子之书经数千年经师之考订而字句之袭谬尚十二三，况医经之乏人校勘者乎！此固宜甄彼之长以药吾之失者也，至于五方高下之宜，八风温凉之变，隔二隔三之法，正治从治之方，变化圆融，机深莫测，此实吾之所长，足资西医之考镜者。倘竟视为全无征验，固不闻西人皆寿而华人皆夭，西人日增而华人日减也。盖西医重实验，中医重气化，实病之确有可指者，固能以剖验得之，至于六淫之虚邪，精气神之损益，无迹可寻，恐非已死之骸骼所能举以示人也。盖西医治外症则有余，疗内病则不足，此不得不取裁于中医，以助西医之进化营也。况华产药品百倍欧西，除其已经采用之数十种外，其余岂无足供考验以资卫生之助者？《诗》云"他山之石可以攻玉"，此固考之学理，中医必不可偏废之理由一也。

黄帝兴四方之问，岐伯举四治之能，西北高燥，东南卑湿，北方刚劲，南方柔弱，其气质既殊，斯施治亦异。故宋元四大家或主攻下，或主和解，非缘立说之偏，实为因地制宜耳。夫同处一洲之内，尚且南北之异宜，况远隔瀛海而遥，岂能彼我之一致。且西人尚肉食，其脏腑坚而腠理密，华人尚谷食，其脏腑脆而腠理疏。故冰水浸灌之法，盐精注射之能，劫夺攻泻之方，金石煅炼之品，施之西人多效而施之华人辄至偾事，此无他，体质之不同耳，若必欲强而一之，恐方枘圆凿，未必害少而利多也。此征诸禀赋之悬殊，中医必不可偏废之理由二也。

夫政府之举措当视民心之向背以为衡，果使五族之民信西医者多，信中医者少，则中医虽废，民亦无苦。今则非特偏隅下邑类多怵于西医之杂，霸望而却走，即通商大埠，西医林立，而求治于中医者尚十倍于西医之门，使西医皆能生人，中医皆善杀人，人无不恶死而乐生，亦何苦弃彼而就此也？盖西医之良者，用药猛烈，实有速效，然治之偶疏，挽回无及，人无不重生命，故多畏而不敢轻尝。若必力加强迫令其弃中而就西，则抱病者既有畏惧之心横梗胸中，必至束手待毙，以听天命，病不求艾，夭札遂多，政府亦岂忍以利民之政而转为厉民之举？此征诸社会之心理，中医必不可理偏由三也。

且神州药物富于天产，耕山渔水俯拾即是，其流行于本国者，岁以万万计，而输出各国者，如大黄、麝香之类更不知其几千百万也。今若偏重西医，则中药之营销必将锐减，既非法律营业自由之意，且绝我固有之利而为西药开商场，恐商家之受害者固不知其几万万，而金钱之流出外洋者更不知其几万万也。民生当穷困之余，岂堪再受此剥夺，政府纵不为亿万万商民计，独不为国家利源计乎？且中药之良者，虽极之牛溲、马勃，亦奏奇功，麦曲、苇蒡俱收捷效。考之经传，信而有征，如六神丸之类，外人且奉为奇珍，愿出重金购其方而弗得，乃人方取之而吾自靳之，何其厚人而薄已也。此征诸财政之关系，中药必不可偏废之理由四也。

凡此诸端，会员等合海内名流，共同讨论，众议金同，征诸各界意见，赞成者亦十居八九，用敢不揣冒昧，合词呈请大部注重国粹，准予保存。除前项西法学校业已颁布通行外，请再厘定中学医药科目，另颁中学医药专门学校章程，一方以西法补助中学，一方以中学补助西法，相辅而行，互为砥砺，可以富国，可以强种，实于国计民生大有裨益。并准予本会立案，以策其改良，则会员等当益加奋勉，共负责任。其进行之筹备，厥有数端：一则汇集名流，互相讨论，源本圣训，采辑百家，去其烦冗，删其偏驳，编成各科讲义，呈大部审定，颁行天下，共同遵守，以求医药之统一。一则开设医院，中西并重，比较成绩，得失相衡，使旧者知墨守之非，新者获砺砥之益，以求医学之进化。一则设药品考验所，用西人化分之法，辨其性质，提撷其精华，以供医家之配合。一则分设补习学校，培植人材，以为升入专门之预备。一则编辑学报，沟通中西，使新机日渝，旧理日明，以为增进知识之导线。凡此数者，造端宏大，固非一蹴所可几然，即合众志以成城，万不至半途而中辙。所望大部督责于上，各界赞助于下，则会员等振刷精神，共效壤流之助，似于强国保种不无裨益。至庸医之误，人应如何取缔之处，并乞大部严定专条，以重民命所有，恳请保存中医中药，准予本会立案。各缘由除向议会请愿外，理合抄具简章，呈请大部鉴核。伏乞。

请愿团到北京后，经人介绍前往教育部，向时任教育总长汪大燮递呈请愿书，但汪大燮拒绝接受，在社会对此事高度关注的时期，汪大燮在 12 月 29 日对京师医学会代表谈及此事时仍表态称："余决意今后废去中医，不用中药。所谓立案一节，难以照准。"[1] 甚至有消息称"内务部

---

[1] 邓铁涛.中医讲义系列（附编南天医薮）.上海：上海科学技术出版社，2017：11.

中人谓旧法医药决当改良，无保存腐败医药之必要。"这些消息引起全国中医界的极大愤慨。

请愿团于是另行向北洋政府国务院递呈请愿书，在舆情压力下，北洋政府教育部及国务院先后对请愿书给予答复。1914 年 1 月 8 日教育部函复内称："中国医药上自神农黄帝，下至民国，名医辈出，力起沉疴，活人无数。若能沟通中西医学，以科学方法研究整理，则我国医界必有可观。惟现在世界大同，科学日精，凡讲授专门科学，须以最新学说为衡……此项规定系由临时教育会议共同决议，并由本部延聘医学专家详细讨论，始行颁布。本部对于医学只期学术完备，求合于世界进化之大势，然后检疫卫生诸政冀可推行无碍，并非于中医西医有所歧视也。所请另颁中学医药专门学校之处应勿庸议。"① 表示对另颁布中医学校规程的请求不予考虑。又同月 16 日国务院回复了对请愿书的批文，态度较为缓和："奉大总统发下原呈阅悉。查中国医学肇自上古，传人代起，系统昭然，在学术固已蔚为专科，即民生亦正资其利，赖前此部定医学课程，专取西法，良以歧行不至，疑事无功，先其所急，致难兼采，初非有废弃中医之意也。来呈陈述理由五端，尚属持之有故，拟办各事，亦均具有条例，除厘定中医学校科程一节，暂从缓议外，其余各节应准分别筹办，仍仰随时呈明地方行政长官立案，俾资查考，而便维持，此批。中华民国三年一月十六日。国务总理熊。"② 既认可教育部不颁布中医课程，即不纳入教育系统的做法，又同意中医学校可以在地方立案。

教育部和国务院的答复，明确表示并非于中医有所歧视、废弃之意，基本同意了全国医药救亡请愿团要求，准予分别筹办。虽然对中医学校课程要暂缓议定，但原则上已表示准许，不加反对。此次请愿，全国中医界第一次联合起来，显示了群体的力量，虽未能达到将中医药纳入国家教育系统的目的，但阻止了对中医学校的取缔，争取到对办校立案的许可。这次请愿的初步胜利，为以后各地中医学校立案成功奠定基础。

① 神州医药学报，1914，2（2）：1～2.
② 神州医药学报，1914，2（3）：1.

二、创办上海中医专门学校
（1916 年 8 月）

　　民国初年，我国中医界争取教育立案，虽然未能达到将中医教育列入教育系统之目的，但它迫使北洋政府当局公开肯定中医中药的重要作用，答应中医药学校课程暂从缓议，允许民间中医学校可先行自谋组建。社会各界也给予中医办学以大力支持，从而给中医教育造成了一个较宽松的发展环境，于是上海有了 1915 年上海中医专门学校在内务部立案成功的先例。[①] 上海中医专门学校由近代上海名医丁甘仁创办，丁甘仁亲历北洋政府的废除、漏列中医事件，深刻体会到："教育为国家之基础，医学实民命之攸关……医学之兴衰，惟教育为之关键。"遂萌生了通过学校教育来振兴中医的想法，之后不断为中医教育奔走疾呼。

　　1913 年，北洋政府要员袁乃宽染疾，经治不愈，特由京来沪请丁甘仁诊治。丁甘仁诊治其疾病之余，向袁乃宽表达了想开办一所中医学校以振兴国术、改良医学，培养人才的愿望。同年，时任神州医药总会副会长的丁甘仁，在中华医药联合会和神州医药总会的多次会议上发表演说，呼吁政府采取中西平等的方针，允许中医加入学系。其指出："昌明医学，莫如设立医学堂，经费虽巨，如医界于诊金，每人一元，则助一文；药界所售药资，每值一百，则助一文，每年可筹万金，学校、医院均可创办。"发言中呼吁给予中医平等地位，中医应予加入教育系统。同时提出了办医学校的具体设想，其中在医药界内集资筹集建校经费的建议得到沪上医药两界的广泛支持。1913 年 6 月，丁甘仁首先在广益善堂开办义学，并承担义塾学费和延请教员事。而之后的日子，丁甘仁以满腔热忱和百般的意志力，为上海中医专门学校的筹建作了大量的前期工作，主要有创办中医学校的呈报立案、资金筹措、师资配备、课程选择

① 邓铁涛，程芝范．中国医学通史（近代卷）．北京：人民卫生出版社，2000（1）：209．

以及规章的制定和校址选择等项事宜。

　　丁甘仁将学校教育来振兴中医的想法付诸实际行动，民国四年（1915）完成了《公民丁泽周等为筹办上海中医学校呈大总统文》和《呈各部文》，并上呈北洋政府总统袁世凯及教育部、内务部，同时联络中医药界同道和社会名流为开设上海中医学校做前期准备工作。

公民丁泽周等为筹设上海中医学校呈大总统文

　　禀乞饬交事。窃维教育为国家之基础，医学实民命之攸关。我国光复以来，各省学校林立，恩准奉行，仰见我政府陶铸医学真才，为四百兆生灵造仁寿无疆之福，洵乎民之强，即国之强也。但查各校之内容类皆偏尚西医，而中医徒袭其名。上行下效，捷于影响，恐数十年后，中国数千年神圣之医学，日就式微，甚可痛也。

　　夫我国之医肇自上古，发明斯道者，莫先于我国神农、黄岐之论，禀神圣之资，膺君相之职，试验草木之功用，详明医理之变化，垂经训以示后学。扁鹊仓公起而继之。逮及汉唐，斯道大备。宋元明清，代有名人，典籍灿然，蔚为巨观，最为精粹，实为医学。自清季以来，西医东渐，骎骎乎有代兴之势。

　　盖医学之兴衰，惟教育为之关键，彼西医者，由政府设官职，兴学校，年限成绩，考察严密，不及格者不能滥竽充数也。国家重视医学，所以能奔走天下之人才咸集斯途，医道所以日新也。今我国则不然，政府视为方伎，人民鄙为小道，各有师承，各分派别，自兴自衰，国家不问。略明医理即出应世，借以糊口，几同营业，无年限，无成绩，聪颖子弟不屑学焉。间有杰出人材，良由好学之士，遍读群书，深资历练，而后有成。由此言之，教育之成败，可观矣。

　　夫我国医书，专重气化，西国医学专恃形迹。人谓中医专于治内，西医长于治外，洵确论也。至若气化之病，各方不同，姑无论重洋睽隔，西医不可治华病，即以我一国而言，已有东南卑湿、西北高寒之殊。犹幸我国医书条辨明晰，治无差误。彼西医之学校，其教科不及气化，故我国之气化病而或治以西法者，罕有效果。且西医必用西药，倘我国所产药材，悉归废弃，则日后财政漏卮亦难数计。

泽周等庸陋不才，何敢妄陈管见，但以忝列医界，振兴医学之责义不容辞。若今不图，坐视中医之日衰，中药之日废，已可扼腕。且吾华四百兆民命，悉悬于外人之手，生死之权不能自主，天下至可惨痛之事，孰有逾此？泽周等爰拟自筹经费，先择上海相宜之处，建设中医学校，而以历代先哲之书遴选其精深者为课本，延医之高明者为教员，明定年限，详察成绩，考之合格然后授凭，行道济世，庶几神农黄岐之真传于以昌明而勿替。由是全国推行，民命攸赖，岂不懿欤？学校附近，尤当设立医院，聘中医数人为医员，俾学生实地观摩，以资造就。兼聘华人之精于西医者一人，凡遇病之可用西法者，以西法医之，学生可以兼通解剖，而补中医之不足。医为仁术，择善而从，不分畛域也。

谨拟简章十四条，另折缮呈。伏祈

大总统赐鉴，饬发交部查明备案，实为德便。谨禀

中华民国四年夏

创办上海中医学校发起人

丁泽周　字甘仁，江苏武进，年五十二岁。

夏绍庭　字应堂，江苏江都，年四十六岁。

费　镛　字访壶，江苏吴县，年五十九岁。

杨　奂　字闻川，湖北武昌，年五十三岁。

柯松年　字春乔，安徽怀宁，年五十三岁。

姚赞唐　字乐琴，江苏武进，年四十七岁。

何　钰　字懋甫，浙江富阳，年五十一岁。

张汝炳　字星若，江苏上海，年三十六岁。

陆维藩　号稼轩，江苏武进，年四十三岁。

谢　观　号利恒，江苏武进，年三十七岁。

钱立缙　号庠元，浙江慈溪，年五十六岁。

张禾芬　浙江慈溪，年六十一岁。

金学海　号百川，浙江绍兴，年六十岁。

殷锡璋　号受田，江苏吴县，年三十岁。

创办上海中医学校职员表

总理 丁甘仁　　协理 夏应堂　　校长 谢利恒

教员（暂定六人）谢利恒等

呈 各 部 文

（公民丁泽周等为筹设上海中医学校，拟定简章，具禀立案）

窃为我国医学，肇自上古神农黄岐之论，禀神农之资，膺君相之位，试验草木之功用，推究医理之精微，扁鹊仓公起而继之，逮及汉唐，斯道大备，宋元明清，代有名人。自西医东渐，及骎骎乎有代兴之势。盖医学之兴衰，以教育为关键。欧美各国，校立专科，官设专职，年限成绩，考察严密，医学所以能日进也。我国则不然，官长视为末技，人民视为小道，各有师承，各分派别，无年限、无成绩，略涉藩篱，即出应世，如此欲望医道之进步难矣。虽间有杰出人才，亦由好学之士遍读群书，深资历练，而后有成。以少数与多数敌，未见其能胜也。泽周等拟自筹经费，在上海设一中医学校，选读书精粹者为课本，聘医学湛深者为教员，明定毕业年限，严格学生成绩，于学校附近设立医院，兼施诊治，俾学生实地观摩，以宏造就。庶必神农黄岐之真传于以昌明而弗替，谨拟简章十四条，另折缮呈。伏祈大阅，俯赐鉴格，准予立案，实为德便，谨禀。民国四年夏。

呈文中丁甘仁详尽阐述了办学缘由及办学思想，提出了中医在中国历史发展中关乎民生的作用，近世西学东渐，当局办学重于西医而不及中医，其结果是西医日新，而中医日微。指出中西医各有不同之处，中医的长处恰是西医的不足，重西医必重用西药，弃中医必弃我中药，而必造成财政漏卮，资金外流，国家更加贫弱。我国数千年神圣医学日就式微而沦丧，西医所以日新，成败关键是西国重视教育。至于"四百万兆民命悉悬于外人之手，生死之权不能自主，天下至惨痛之事，能有逾此"？特别提出"泽周等医学湛深者为教员，明定毕业年限，严核学习成绩；于学校附近设立医院，兼施诊治，俾学生实地观摩，以宏造就。庶几神农黄歧之真传于以昌明而弗替"。同年，丁甘仁就申请筹办上海中医专门学校向北洋政府报备并获得了内务部备案。

申请开办中医学校的呈文与1916年获的北洋政府内务部批文：

准政事堂交丁泽周等禀请开设中医学校，谨拟简章，恳饬部立案等情到部。当以医校事关教育，抄录简章，咨行教育部，查核见复之后，兹准教育部复称："查医学一道，民命攸关。我国医学，研求至古，祗以后世，浅尝辄止，遂于古人绝学，无所发明，良可慨也。今丁泽周等欲振余绪于将湮，设学堂而造士，兼附设医院，鉴聘西医其融会中西之愿，殊足嘉许。惟中医学校名称不在学堂系统之内，本部医学专门学校规程内亦未定有中医各科课程。所拟简章，应由本部备查咨复，查酌办理"等因到部。查该校之设，具融会中西之愿，抱昌明绝学之心，教育部既深嘉许，本部自所赞同，应准备案，俟该校课程拟定后送部查核可也。丁甘仁申请开办的上海中医专门学校获内务部备案，成为中医界申请办学成功的先例，之后为各地申办中医学校皆援于此例。

丁甘仁便积极着手筹办"上海中医专门学校"，在医校筹办过程中丁甘仁表现出非凡的领导才华和办事能力。首先他联络了当时上海滩上的医药界名人和社会名流，如夏应堂、费访壶、殷受田、谢利恒、张禾芬、钱庠元、金百川、杨闻川、何懋甫、陆家轩、柯松年、张汝炳、姚赞唐等。这些人中有的是德高望重，名盛一方的中医名家，也有财德两隆，乐善好施的商界名流，对丁甘仁创办中医学校的举措，他们都表示出了极大的热情，或在经济上提供帮助，或在道义上给予支持，有些人还直接参加了筹建上海中医专门学校的工作。丁甘仁在办学过程中不仅倾注了全部的精力，更竭其财力所能，如他自己所说的："惟此经济之筹备，校舍之经营，鄙人之责任也。"正是由于丁甘仁与这些志同道合者们奔走呼吁，作了许多舆论宣传，使创办上海中医专门学校的设想和计划不仅获得内务部备案和批文，更得到整个社会的支持与认同。

创办前期丁甘仁完成了学校机构、人员设置，学制设定、课程安排及学校章程制定等一系列工作，为之后学校的顺利开办提供了保障。主要有：① 组建筹办机构和设定学校组织人事系统。拟定由丁甘仁为上海中医专门学校总理，夏应堂为协理，谢利恒为校长，徐访儒兼会计，教员暂为 6 人（谢利恒、郑传笈、黄体仁、徐访儒、汤逸民、邵骥），另设临证主任 1 名、临证教员 6 人、药学主任 1 人、药学教员 2 人、管理员 2 人、文牍兼会计 1 人（徐访儒兼）、庶务员 1 人。② 确定学习年限、教学大纲和教学课程。定学制为 5 年：预科 2 年，本科 3 年；预科课程分普通基础课和专业基础课。普通基础课有国文、修身、体操等，专业基础课有病理学、药物学、诊察学。本科课程包括：伤寒论、温病学、杂病学、妇科学、儿科学、外科学、眼科学、喉科学。③ 制订学校管理制度。④ 确定校址，广告招生。

《上海中医学校章程》①

宗旨：以昌明中国医学，保国粹而重民命，研究中国药品，尚国货而挽利权为宗旨。

定名：先从上海创办，树模范而资推广，故命名为上海中医学校。

校址：暂设上海英租界珊家园人和里丁宅。

课本：选集历代医书之精粹，编辑成课为教科书。

教员：聘请中医之有学问而兼有经验者六人。

资格：以品端性敏国文清通者为合格。

年龄：十六岁以上，二十六岁以下。

科目：内科（妇女胎产科附）、外科（喉科附）、儿科（麻痘科附）、伤科、针科、眼科，计分六科。

学期：仿照学校章程，每年分上下两学期，而假期亦与各学校同。

考期：每月月考，每学期小考，年总大考，均记分数标榜，以资鼓励而稽优劣。

毕业：普通科四年毕业，专门科三年毕业。均从附近所设之医院实习剖解割补。凡遇毕业之时，由校长预请宿医名家以及本校各教员，逐科考试，及格给以文凭，自由行医，未及格者留校补习。

---

① 中国近代中医药期刊汇编.绍兴医药学报，1：55.

经费：本校经费由创办同人筹认，而医院经费由广益善堂各董经募。

附则：以上章程如有未尽协宜，得随时改良。

1916 年 7 月 1 日至 15 日，7 月 28 日至 8 月 7 日在《申报》上连续刊登上海中医专门学校招生广告。同年 8 月 23 日上海中医专门学校在白克路人和里栅家园丁宅开学，首任总理丁甘仁，协理夏应堂，校长谢利恒，教务主任郑传笈（后由曹颖甫接替）。开学典礼时，丁甘仁等发起人和全体教员学生均到会，首先由丁甘仁"演说昌明医学保存国粹之宗旨，继则校长谢利恒及留德医生邵骥暨诸教员以次演说""来宾之盛，座位之满，皆医界同志洵创举也"。丁甘仁发表了《创办上海中医专门学校宣言书》。

《创办上海中医学校丁甘仁宣言书》①

有善良之学术，斯有高尚之人才。有高尚之人才，斯有善良之风气。汉承嬴秦之后，诗书劫灰，自董申、夏侯兴，而汉之经术称盛。宋承五季之余，礼教扫地；自濂洛关闽起，而宋之理学大明。湘乡曾氏有言："风气无常，随人事而变迁。有二人好学，则数辈皆思力追先哲；有二人好仁，则数辈皆思康济斯民。盖运会旋转，世道隆替，不患人才之不振，患学术之不明；不患风气之不良，患开通之无自。自天地生民以来，未之或易。"鄙人医学一份子也，诚以医言。自神农尝百草以疗民，而医学之事以作，岐伯、俞跗肇树仪型，和缓扁卢迭传神技。秦汉而降，如张长沙之独倡伤寒，刘河间之善治温热，李东垣之明于内伤，朱丹溪之精于阴虚，各以所长，并传于世。稽诸史册，更仆难穷。乃今则学术凌夷，每况愈下。不独张、刘、李、朱之已成绝响，即术一如前清之天士、灵胎辈，亦几如凤毛麟角，寥若晨星。推原其故，固由风积俗漓，致之者不力，习之者不专。要亦由学校未兴，提倡而振兴之者无其道耳。间常浏览西史，考其学校，若英美俄法，医学一门，靡不视为要图，列于大学，而以德意志为最盛。当一千八百七十二年时，其通国

① 上海中医学院（上海中医专门学校）校史，1998：154.

大学校，凡二十一，其医学馆之学生，多者五百余人，至少者亦五十人。用是合群进化，蔚为大观，切磋琢磨，养为风气。夫泰西学术，权兴于罗马，源本于吾华。当周时，罗马人汉尼巴者潜入中国，得《内经素问》等书，返国之后，专心力学，医名鹊起。其徒摄摩腾拿、伊沙伏摩等传其术，立说著书，辗转转授，浸润于各国，流行于后世。极涂研究，以收今日之效果。而我神圣黄帝子孙，开化最先之邦国，乃反瞠乎其后者何哉？盖心思知慧，竞争乃出，优胜劣败，天演公理。鄙人怵他人之先我，恫国学之就湮，所为不遑自恤，而有中医学校之设也。计其大要有四端焉：

一国粹之可虞也。李绛有书："忧先于事，可以无忧；事至而忧，无益于事。"每诵斯语，凛凛我心。今者中医式微，西医正炽；名山秘阁之藏，半沦荒裔；斜上旁行之学，散布中邦。当兹欧风美雨之侵，犹在亡羊补牢之际，倘仍因循放弃，玩忽岁时，觥觥国粹，一发千钧，顾瞻前途，未知所届。此宜设者一。

一生命之攸系也。茫茫造化，是孕群生，卓卓良师，实除疹疠，故陆忠宣雅意活人，范文正等诸良相，今者学术衰落，斯道日非，或症未审而固执偏见，或病已深而依违平谈，或邪方为秘术，卖药市中，或半解而一知，悬壶里坊，琅瑕互见，莫可违言，存亡俄顷，福祸须臾，千里毫厘，间不容发，此宜设者二。

一气质之不同也。毡裘产自北方，麻葛生于南戎，山川各异，气质自殊，况重洋万里，种别群分，岂能以一国之研精，概五洲之性质。且西人药品，药水为多。药水之成，专重金石。体壮者尚可无虞，体虚者势将有损。若大□□强小等，视为养胃补胃；水银、蓖麻子等，视为常用适宜。舍己从人，因宜法上；削足就屦，应救其偏。此宜设者三。

一利权之外溢也。中国地大物博，冠绝环球，通商以来，漏卮外溢，乃者悼心既往，图治将来，若河海工程，若工艺路矿，无不各有学堂，以图补救，亦且渐著成绩，可进大同，而惟此舶来之药品日增，西土之医人踵至，竟忘未雨，莫挽颓风。当今天然国产淘汰无形，无限金钱逝流不返，此宜设者四。

总此四端，往来胸次，载寝载兴，以悚以惧，爰于去岁之夏，与夏君应堂、费君访壶等以自筹经费，开办中医学校。上呈大总统鉴核，转饬内务、教育部批准在案，定毕业之时期，严生徒之成绩，审经合格，方准悬壶，借国家之实权，励国民之进步，以同人奖励诱掖之从，导斯世在熔从绳之路。诚以世界之大势，竞进文明，故步自封，断难立国。当闭关自守之时，所诵者轩岐神圣之书，不知所谓西法也。所用者五味百草之品，不知所谓西药也。士苟笃志响往，好学深思，或闭户自修，或从师受业，升堂入室，固自无难。自欧风东渐，西医代替，遂开中国迈世之大观，即树吾道未有之劲敌。益中医以气化擅胜，西医以迹象见长，论其理则中医至精，论其效则西人亦著，相提并论，得其一者称良技，会其通者夺天工。乃一孔之士，徒震其名，土苴圣言，肤附西学，致合新知未启，旧学已荒，徒为有识之所悼心，大雅之所穷叹也。且僻处乡隅，内无严师之启导，外乏良友之观摩，非兼萦骛，则一曝十寒，非怠惰因循，则浅尝中止，曷若躬居校舍之中，雍容弟子之列，小叩小鸣，大叩大鸣，明师益友，荟萃一堂，古籍奇书，琅玕满架，请业请益之余，旅进旅退之际，固观感而生愧悔，固愧悔而起奋兴。教育新理，层出不穷，学子思潮，一日千里，先普通而后专门，入门阈而升堂奥。《管子》有言：夫民别而听之则愚，合而听之同圣，学校之道，亦犹是也。夫医校之设，关系既彰彰若此，功效又明明若彼，固不待智者咸其为当务之急矣。

鄙人往事于此，黾勉不遑，若教育部所谓"欲振余绪于将湮，设学堂而造士，内务部所谓具融会中西之愿，抱昌明绝学之心"。鄙人薄植菲材，固不足以当此，惟此经济之筹备，校舍之经营，鄙人之责任也。始之以热诚，继之以毅力，鄙人之志愿也。尚精神不当尚形式，崇现能兼事实验，鄙人之宗旨也。今日之莘莘学子，异时之矫矫良医，鄙人之希望也。至于维国粹而挽利权，培人材以养风气，外则争胜于欧美，内焉利泽于民氓，贞下起元，否极而泰，使轩岐神圣之真诠，如汉之经术，宋之理学，旸爽暗昧者，复辉煌灿烂于20世纪之中，是则端在海内豪俊，明达之士，奋起振兴，有以致之。鄙人才轻学浅，绠短汲长，谬拥虚声，诊疗罕暇，兹事复造端宏大，成列难术，尚冀学界通人，医林泰斗，乐育为怀，医予不逮，庶集思而广益，俾敬业以乐群，是则鄙人之所馨香祷祝者也。作敢掬诚，以告海内之君子。

宣言书归纳总结了办学教育中的责任、志愿、宗旨、希望，体现其试图借鉴西学先进办学理念，通过学校教育来传承中医、实现中医人才规模化培养以振兴近代中医的想法。之后，丁甘仁更瘁心于中医教育事业，无论在校舍建设、资金筹措，还是师资聘任、课程设置、教材编写、学校临床医院的建设等方面无不亲力亲为，以此实践其教育复兴中医的抱负。在学校开办之后，丁甘仁等重新修订了《上海中医专门学校章程》。

丁甘仁深知师资水平的高低，将直接影响学校教学质量的优劣。因此，在物色师资力量时他颇费心机，既要求临床经验丰富，又要求具有较高深的医学理论水平以及口头表达和写作的能力。然而，具备这些能力的人在当时的中医人群中并不易得。旧时不少中医往往只能够临床看病，尽管疗效不错，但要写书或讲课则能力不足，尤其要能深入浅出地给学生们讲解一些深奥的中医理论就更不容易了。丁甘仁选择师资时，则要求中医专门学校的教员具备上述能力。江苏武进自明清以来，名医辈出。特别是在晚清一代，出现了孟河四大医家，医名远扬。而当地更有很多医学名家代代相传。这一地区历代的中医著作也很多，二百多年前吴门唐大烈氏即汇辑该地四十余位医家之论著，编成《吴医汇讲》，流传于世。这些原因使得丁甘仁在学校创办初期决意从武进乡里亲友中挑选师资人员作为学校师资的主要来源。经过反复考虑，首批确定下来的人有：谢观（利恒）、黄汝梅（体仁）、徐嘉树（访儒）、余继鸿、汤潜（逸民）、赵邵承（吉甫）、邵骥等人。这些人大都是医学造诣高深，学验俱丰，同时热爱中医事业。其中特别是邵骥，他是一位留德的西医，但并没因此对中医抱有成见。邵氏认为，中西医学各有长处，可以取长补短，共同发展，当丁甘仁找他为中医学校担任解剖课教师时，邵氏欣然应承。翌年，甘仁先生又聘请了毕业于同济医科学校的陈殿与（鲁珍）担任生理教员。1917年冬，经张禾芬的介绍，又聘请了郑传笈为国文教员。郑氏为前清举人，曾掌永嘉泰顺书院教务,医儒兼通,腹笥深厚,文字锦绣,后来学校的许多公文都出于他的手笔。在曹颖甫担任教务主任之前,由郑先生负责协助谢利恒校长管理教学工作。1919年冬,曹颖甫来到上海,很快与丁甘仁结为好友,曹是江苏江阴人,饱学秀士,满腹经纶,尤其对张仲景的学说十分精通,故被丁甘仁先生聘为伤寒教员,不久又接替郑传笈为教务主任,负责整个学校的教学工作。

丁甘仁是重视传统、重实践的中医学家,从《上海中医学校章程》所载的课程表看出,学校早期的课程里中医内容占了百分之九十以上,并少量引入西医学作为教学内容,这点从学校课程设置以及丁氏向北洋政府送交的呈文及学校的教师名单上可以体现。上海中医专门学校在教学上接受了一些西医内容,是以中医为主,中西医汇通教育方针,这与当时及之后的绝大部分的中医学校是一致的。这样的教学方针在当时不仅是为争取社会支持和通过政府立案审查,更反映出当时的中医人面对近代西方医学的冲击,既坚持保存自我的合理内核,又勇于吸取他人的可取之处,敢于走一条发展中医的新路。丁甘仁在1917年前后根据中医经典并借鉴前世名家著作,撰写了《医经辑要》《药性辑要》《脉学辑要》《诊方辑要》,并以思补山房名义刊印,均为中医专门学校创办早期的教材,为以后中医学校的教材编写起到了标杆作用。

在中医学校筹办的同时,丁甘仁已经在筹划学校教学实践基地建设事宜。在1917年2月广益善堂召开董事会时,为落实上海中医专校在校学生的临床实习之地,丁甘仁等董事开始讨论筹建南北广益中医院事宜,并由堂董陈甘棠捐出劳勃生路谈家渡(今长寿路782号)处土地7亩和崇楼10楹,其他董事自愿捐款,并委托51岁的丁甘仁总理具体事宜,并出任广益医院院长。同年9月9日广益中医院外部建筑告竣,开始内部修缮及物资配备。同年,孙良臣捐南市老西门石皮弄27号原长寿庵旧址,广益善堂拟作建沪南广益中医院之用。丁甘仁同时筹划在该处扩建上海中医专门学校校舍,实行院校合一。1918年5月28,沪南广益中医院及上海中医专门学校新舍外部建筑竣工。"沪南石皮弄广益中医院于六月十二日正式开幕,上午聘诸中医各科施医结药已有一百余号之多,

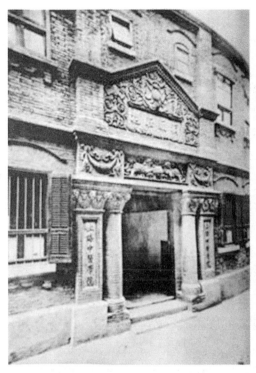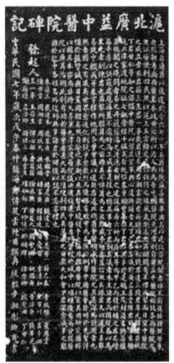

图2　沪北广益中医院

下午二时开会，莅会者如上海道尹王县知事沈、会审官王、工巡捐局长姚、警佐熊，绅董姚子让、朱葆三、王一亭等，共推中医学校校长致颂词，董事钱达三答谢颂词，学校学生奏琴唱歌，全体董事以及来宾与学校教员学生摄影，直至钟鸣五下始摇铃散会"。[1]1918年6月17日，沪北广益中医院开幕（图2），"沪北谈家渡广益中医院昨日正式开幕，来宾甚众，上海县知事沈蕴石、会审员王崧生，并县警佐熊君等均莅止。领袖董事朱葆三、王一亭、项如松等亦齐集，共推朱葆三主席报告开会宗旨，次由主任丁甘仁报告经办情形及出入账目。诸董复行演说，医学校学生奏琴唱歌，校长谢利恒致颂词，主任致答谢词，董事及来宾并教员学生全体摄影，至五时散会"。[2]同年8月27日上海中医专门学校迁入南市石皮弄新校址。

① 申报，1918-7-21.
② 申报，1918-6-18.

《沪北广益中医院碑记》①

上海自通商以后，迄今六七十年矣。商埠既盛，善举毕兴，其以建设医院闻者，非不前后接踵，然皆争奇竞新，专尚西医。至本岐黄治术以治人，而为吾中国医院先河者，则自广益中医院始。考各西医院之设，诚皆便利四民，然以沪上五方杂处，身体强弱之殊，风气刚柔之异，颇闻有不惯西习而日望中医院成立者。朱君葆三、王君一亭、戴君运来、周君湘云、谢君蘅总、项君如松、钱君达三、钱君庠元、韩君芸根、丁君甘仁等知之，谋倡中医院，以慰其望，事与人违，踌躇者信久。丁巳春，集议于广益善堂。陈君甘棠首助流沪北谈家渡地，院址七亩，崇楼十楹。义声既倡，众争输资，而推丁君任其事。于是鸠之龙材，涓吉兴筑，枢角椳闑之残阙者，易之丹艧髹漆之漫漶者。□新之建设病房六所，而区其等为甲、乙、丙。复于楼之左右，增筑平房，以供寝处庖湢，盖不逾时而工成矣。是役也，总其事者丁君，创其议者朱、王诸君，而捐院基以为众绝者则陈君也。昌黎所谓莫为之前，虽美不传，莫为之后，虽盛弗继者，盖信然矣。陈君又为沪上善举，易致中辍，或并基宇，移作他用，各董会议以道契成，沪北总商会声明永作医院，尤其虑深而计周者也。然吾因之有感矣。世界愈进化，则竞争愈激烈，而优胜劣败，实为天演之公例。吾中国医学，发明于先圣，详备于后贤，诚与日星同昭矣。然自欧化东渐以来，其势骎骎乎受逼，非推广医院以宏其用，研究国粹以固其本，亦尚非持久善策也。谈家渡医院议决后，旋建中医专门学校于城中，以培植后秀，而分设医院，以广其治术，此则有助于医学者甚大，而不仅便利四民矣。落成复列共事诸君于碑后，以志不忘，亦礼也。

发起人：

朱葆三	戴运来	庞莱臣	朱鉴堂	杨虎臣	钱达三	李志芳
蒋巳春	曹启明	夏应堂	陈甘棠	周湘云	周扶九	孙庭焕
杨富臣	程柱廷	黄岁百	李清如	金百川	吕子珊	王一亭
王崧生	恽心耘	黄芸荪	徐承勋	黄楚九	周紫珊	姚锡舟

---

① 上海中医学院（上海中医专门学校）校史，1998：157.

费访壶　钱庠元　谢蔺总　虞洽卿　顾棣云　席云生　项如松
丁价侯　邵明辉　徐受卿　殷受田　丁甘仁

中华民国七年岁次戊午春仲镇海郑传笈、云仲甫撰，丹徒殷步湘、彤卿甫书。

　　为争取中医学校教育的合法性，1917 年 11 月 1 日丁甘仁再次上书北洋政府大总统黎元洪，要求予以上海中医专门学校立案。1918 年 5 月 12 日上海道尹公署批文，准予上海中医专门学校备案。"上海道尹公署批丁泽周等呈，筹上海中医专门学校成立，拟章具禀立案，由呈及简章均悉，该绅等术衍岐黄，踪追俞扁，研究精邃，经验宏深，本道尹久所闻悉。此次筹办中医专门学校，启中医之扁鹊，示后学之津梁，济世热心，尤堪钦佩。惟既定名学校，应即按照部章办理，以期广造就而垂永久，切切此批"。① 北洋政府内务部于 1919 年 6 月 12 日重复 1916 年批复意见（图 3），而教育部仍不予理睬。

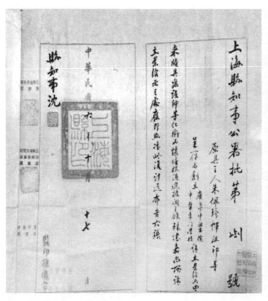

图 3　上海道尹公署批文

---

① 申报，1918-5-12.

1920年中医专门学校开办三年后，已初具规模，学校有5个年（班）级，学生约100余人。任课教师有10多人，除原有人员外，另增加丁仲英、余继鸿、丁福保、恽铁樵等。

1921年7月学校培养出丁涵人、丁济万、程门雪、黄文东等20人的第一届本科生毕业，其中程门雪留校任教，并担任南广益中医院医务工作。同月，经丁甘仁同意，学校部分师生王一仁、戴达夫、余继鸿、丁仲英、许景阳、贺芸生等发起成立上海市中医学会，并于同年11月26日在石皮弄召开成立大会，选举丁甘仁为首届会长，夏应堂为副会长，中医专门学校的大部分师生入会为会员。上海市中医学会成立后，积极开展学术活动，由王一仁、秦伯未、戴达夫、丁仲英等中医专门学校师生发起开展了学术讨论会，初定每月1次。第一次医学讨论会于1921年11月10日召开，有会员70余人参加，就14个中医学术问题逐一进行讨论，气氛十分热烈。此后每月1次，坚持了数年，先后召开80余次。

1922年丁甘仁、夏应堂以正副会长名义致函上海道尹，呈请中医学会立案，上海道尹署以190号批文准予备案。同月，上海市中医学会的会刊《中医杂志》创刊（图4），编辑长为王一仁，编辑有秦伯未、杨先橘、何昆如、赵吉浦等，均为中医专门学校师生。同年上海中医专门学校出版由丁甘仁、余继鸿、曹颖甫等作按语，曹颖甫编撰的《上海中医专门学校成绩录》，收载74位第一至六届同学的153篇论文。

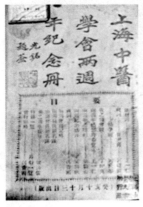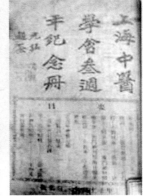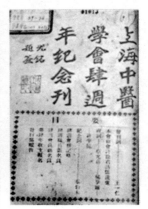

图4　上海市中医学会会刊

上海中医专门学校是民国时期的第一所中医院校，在此后的民国时期，中医办学出现高潮，全国中医学校达百余所，办学育才成为中医药界抗争的另一种方式。

三、中医力争加入学校系统又一努力
（1925 年 8 月）

1925 年 8 月 17 日至 23 日，中华教育改进社第 4 届年会中，医学教育组讨论并通过两个中医教育提案，一是《请教育部学校系统添列中医一门案》，二是《由本社请教育部规定中医学校课程并编入学校系统案》。医学教育组认为中医学校有必要由教育部规定立案，此提案表决时顺利通过。中华教育改进社于 1922 年 2 月 8 日在上海成立，宗旨是改进中华教育，近代著名教育家蔡元培、陶行知等为该社负责人，此社对于民国时期中国教育的改进，具有重要的推动作用。中华教育改进社通过"中医学校应加入教育系统案"的消息很快刊登了出来。1925 年 10 月 14 日，全国教育联合会举行第 11 次年会，其中议案第 16 项为"请教育部明定中医课程列入医学规程案"，此项议案在会议上讨论并顺利通过。于是，全国教育联合会将"请教育部明定中医课程并列入学校规程案"送呈教育部。全国教育联合会于宣统三年（1911 年）4 月在上海成立，会址在上海江苏教育总会，是一个为全国教育界自主召集的组织。

"请教育部明定中医课程列入医学规程案"[1] 由浙江、湖北、湖南三省教育分会提出，案文强调教育对中医发展的重要作用，"惟学术之振兴，赖于学校之发达；学校之发达，赖于政府之提倡。而我国创办学校以来，对于中医学校，既漏列入学校系统之内，于中医课程，亦未规定，殊于倡导国医，发扬国粹，多所缺略"。并逐条列出中医教育的现实意义及缺漏的害处："一曰我国历代政教，无不提倡中学，慎重民命。二曰中医治病

---

① 邓铁涛，程芝范.中国医学通史（近代卷）.北京：人民卫生出版社，2000（1）：209.

之效如鼓应桴，宜集聪颖之学子，精密研求，使之成为有系统科学。三曰近来我国中医学校及病院，如汉口、山西、江苏、广东、浙江等处，均已设立，成绩已著，任令私人维持，发展为难，以人民生命攸关之事，国家视为无足轻重，蔑视民命，莫此为甚。四曰我国社会信仰中医，彼邦人士亦有信仰中医者，是以不惮千里来学。五曰尚能将中医与西医并列于学校教育中，则中药材行销，何致每年耗千万之漏卮乎？"同时向教育部提出了七点建议："① 中医专门学校应加入学制系统，改令高等教育阶段内。② 中医专门学校课程标准，应由全国教育联合会聘请中医专家议定，陈请教育部公布。③ 各省区应设立公立中医专门学校。④ 各省区医药专门学校，应添中医科，与西医并重。⑤ 各省区私立中医专门学校，应由教育部认可。⑥ 各省区所办私立中医专门学校，应由公款补助。⑦ 各省区公私立中医专门学校教职员学生及毕业生，应与各专门学校同等待遇。"

　　"请教育部明定中医课程列入医学规程案"虽呈至教育部，但因当时是中西医论争的激烈时期，此案文也被多方驳斥和攻击。如民国时期反对中医的代表性人物余云岫看到此提案后，专门发表《旧医学校系统案驳议》[1]一文，反对中医教育进入全国正规教育系统。其言："近读报章，载中华教育改进社大会中，有江苏全省中医联合会建议一案，欲于教部学校系统中，加入中医学校。内开理由八条，陈义浅陋，原不足以荧观听而成事实，顾莠言乱政，诚恐无识之徒，妄听而盲从之，始火庸庸，灼叙弗绝，良可虑也。岩不辞荒陋，辞而辟之，以告国人。冀以杜教育前途之危机，幸大君子共起而辨正之。"并以中华医学会、中华民国医药学会和上海医师公会三团体的名义，发表《致全国各省教育会书》，批评将中医纳入教育系统的提案，"民国肇兴，教育事业之发达，颇有可观。历十有余年，有进无退，屹然不为复科举、复八股等妄论所动摇。虽世界潮流迫之使然，半亦诸君子持之以毅力，断然决然，而无游移矛盾之举措，猗其中也。乃者，去年教育改进社开大会于山西，对于江苏全省中医联合会之学校系统案，竟为之通过咨部。改进社咨部之文虽不得见，然旧医苏联会之原案，固已播之报章矣。昧学术之沿革，逆世界之潮流，

① 祖述宪.余云岫中医研究与批判.合肥：安徽大学出版社，2006：219.

背自然之法则，乱教育之宗旨，浅陋谬戾，灼然可见。不识改进社诸君，何以愦愦惘惘，而不择是非如此乎？同人反复思维，索解不得。方谓智者千虑之失，不至实行，乃未几而有全国教育联合会鄂浙两案合并通过之事。呜呼！一之为甚，乃至再耶？谨就全国教联会议决该案之主张，为诸君子陈其妄谬，请平心察之。"

在这些言论影响下，本对中医就持否定态度的教育部对中医提案不予重视，"各省医会函电纷驰，教部科员视若无睹，枉费笔墨，邮电可惜"。1925年11月20日教育部讨论中医提案会议中，认为中医的议案"不合教育原理，未便照办"。上海中医界得此回复，颇为激愤。上海中医专门学校学生会又于12月5日致电文于教育部，希望可以再慎重考虑中医教育一案，惜未得到任何回复。

教育部总长章电鉴：

查今世界各国，莫不各以固有之文化，为立国之要素。我国医学，发明最早，其诊断则深切著明，其学说则矞皇宏大，保障人民历数千年之久，实吾国固有文化之不可磨灭者，是中医有加入学校系统之必要。今贵部会议谓以不合教育原理，不予照办，殊为诧异。夫以中医不合教育原理，则国内一切固有之文化皆在摒除之列，似此殊非国家贵有教育之道，务请贵部为发揭文化，保全民命计，复将原案郑重会议，允其所请，不胜迫切待命之至。①

四、教育部发布"中医学校改称传习所"案
（1929年4月）

1928年5月，神州医药总会呈文给国民政府大学院蔡元培院长，恳请

---

① 三三医报，1925，3（15）：3.

将中医科加入教育系统，陈述中医教育对目前和未来的中国医学的重要性。

呈国民政府大学院蔡院长文[①]

（神州医药总会）

呈为请求将中医科加入学系，以资提倡，而便改进事。窃念医药之价值，在能维护人群之康健，扶助民族之蕃衍。我国医药，肇自岐黄，四千年来，代有发明演进，以成其完备伟大。保护华族之孳生，繁殖四百兆人口之多，占世界之第一位置。此以历史之价值成绩观之，足予以提倡者一也。而论者每以中医无统一之学说为憾，殊不如学说之愈高深者，愈不能统一；且以愈不统一，则研究之兴味愈浓，而学者之思想愈见发达。此不独中医，然举凡政治、哲学、经济等较为高深之学问，亦无独不然。况中医之《伤寒论》《金匮》《金鉴》等著作，均属有条不紊，系统井然，足为世法。各家学说之足供参考者，尤复指不胜屈。此以著作之价值成绩观之，均足予以提倡者二也。世之诟病中医者，每谓中医六气之说漂渺无凭，不能与有征之病菌学相提并论，而阴阳五行之说，尤为乖诞，类乎迷性。殊不知疾病之来，虽由病菌，而病菌之侵入，先由人身六气之失序。故中医之调治六气，即所以摒杀病菌，而厥疾自瘳。至若阴阳五行之说，为学术上代名词，以期运用便利而已。良以中医之说阴阳，犹之代数学之正负，金之代肺，木之代肝，亦犹 A 之代已知数，X 以代未知数，初未若星相家以之谈判休咎者所可比拟也。此学说之健全观之，足予提倡者三也。或谓中医之说，近乎哲学，究非科学世界所能立足者。物质精神，不能偏废，科学纵然万能，科学方法究不能有人造人之创作。顾中医之治病亦均有一定程序；如风淫于内，治以辛凉、佐以甘苦等说，有明白之规定，隐含科学公例公式之精神。此以理论之健全观之，足予提倡者四也。年来帝国主义者实施文化侵略，国人受其麻醉，只信用他人不信自己。中国医药，有喧宾夺主之虞，每年东西洋药物、器械之输入，岁数百万。循此以往，外货日增，国货日减。产地天材，委弃于地，药商失业，自在意中。此为国计民生起见，应请予以提倡者五也。国民革命之目的，在求中

① 中西医药，1928，3（6）：390.

国之自由平等，自以废除一切不平等条约为前提。而帝国主义者以炮舰政策为唯一之手段，一旦国际间发生龃龉，任何一国之海军，均足封锁之吾国海口，无庸讳言。倘若舍己从人，专恃西药，届时国人岂不束手待毙？此为预防未来之危险起见，应请予以提倡者六也。乃者军政时期渐次告终，而入训政宪政之时代。各地中医试验登记次第实行，仰见政府整理内政之一班。而各地登记章程，都以政府立案之中医学校毕业，为中医应备之资格。而环顾国内，非特官立者尚付缺如，即各私立之中医学校，只以中医一科，在军阀时代未曾列入学系，虽欲立案而末由。长此以往，既无育才之机关，必有消减之时日，为此具呈钧院，恳请发交全国教育会议，将中医一科，列入学制统系。一面筹设中医专校，整顿固有之文化。外国医术，如有可取之处，酌量吸入，以成真正之新医。发挥国学之光芒，用增人群之福利，全国蒙麻，宁独私幸，谨呈国民政府大学院院长蔡。

中华民国十七年五月

可惜未获得回应，至 1929 年 4 月底，南京国民政府教育部发布了"中医学校改称传习所"的通令："查我国医术，肇自远古，典籍所载，代有传人。近年习中医者，鉴于外邦医学之昌明，与夫国内医校之设立，间有仿设中医学校，图谋改进，以期竞美者。揆厥其意，良堪嘉许。惟医业关系人民生命，至为重要。各国医士之培养，年限较长，必须毕业于大学或专科，兼在医院经过相当时期之实习者，方准开业。查现有之中医学校，其讲授与实验，既不以科学为基础，学习者之资格与程度，亦未经定有标准，自未便沿用学制系统内之名称，应一律改为传习所，以符名实。此项传习所，不在学制系统之内，即无庸呈报教育机关立案。其考核办法应候内政、卫生两部商订，通令遵照。"[①] 中医学校被降格为中医传习所或中医学社，不准用学校的名称。上海各医药团体纷纷致电反对："上海全国医药团体联合总会钧鉴：近教部通令将全国中医学校改为中医传习所，实为压抑中医、摧残中药之举。事极重要，自当团结一致，誓死力争。切盼！"[②] "南京国民政府蒋主席钧鉴：此次教部通令将

---

① 杏林医学月报，1929（5）：29.
② 杏林医学月报，1929（5）：35.

中医学校改为传习所，摧残国粹，扬西抑中，不平孰甚！恳请令行该部收回成命，以慰群情。"①

1929 年 12 月 1 日，全国 17 省、香港地区及菲律宾等地代表再度集于上海，举行声势浩大的集会，并推举请愿团再赴南京请愿。在各地中医汹涌的抗议浪潮下，12 月 13 日，时任国民政府主席兼教育部长的蒋介石手谕"将前项布告与命令撤销，以资维护"，② 然而教育部并没有撤销此项命令，而是继续推进。1930 年 3 月 23 日，教育部又发布训令，令各中医学校改称学社，当时各地卫生主管机关多有单行法实施，其中均以中医学校毕业为中医免试登记的资格，若中医改称为学社，则等同于学术团体，与教育机构性质迥异，令中医人才后继无人。对此，全国医药团体总联合会再度作出回应，提交请愿书，然而依旧没有结果。

五、在上海召开全国教材编辑会议
（1929 年 7 月）

北洋政府时期各地的中医院校已经使用自行编写的书籍用于教学，如上海中医专门学校丁甘仁主编的《医经辑要》、秦伯未《内经课本》、长沙明道中医学校郑修诚主编的《脉诀大全》、兰溪中医专门学校张山雷主编的《难经汇注笺正》、山西中医改进研究社杨百诚主编的《灵素生理新论》等。③ 函授教育的中医讲义注册后亦可使用。

恽铁樵：呈一件呈送分次发行中医学校讲义
请予注册给照由④

据呈送分次发行函授中医学校讲义一种，著作物请予注册给照等情，

① 杏林医学月报，1929（5）：35.
② 邓铁涛.民国广东中医药专门学校中医讲义系列.上海：上海科学技术出版社，2017：54.
③ 邓铁涛，程芝范.中国医学通史（近代卷）.北京：人民卫生出版社，2000（1）：213.
④ 政府公报，1927（3969）：2.

并样本二份，注册费银五元到部。查函授中医学校讲义《伤寒论》第一期至第十八期，《脉学》第一期至第四期，《新生理》第一期至第四期，核与著作权法第十九条暨第二十一条相符，应准注册给照，合行批示，知照执照并发，此批。

中华民国十五年八月二十五日

署内务总长张

1926 年底至 1927 年初，上海李平书、夏应堂等人曾组织中医课本编辑馆，制定计划以求统一全国教材，并请当时在上海中医专门学校任教的沈仲圭编辑课本大纲，以供同仁借鉴。沈仲圭也提出了对编辑中医课本的建议，"海上李平书、夏应堂二公鉴于中医之退化，良由学术之无系统，集合名流，组织中医课本编辑馆。王君一仁驰书下问，费君梦萼复面嘱拟一编辑大纲，以供该馆同仁之借镜。爰就管窥，草成斯篇，是否有当，还求宇内博士有以教之"。[①] 沈仲圭是浙江杭州人，1926 年在上海市中医专门学校任教职，后 1930 年至 1933 年 7 月，曾在上海中国医学院任教，讲授中医理论及医案。

1928 年蒋文芳、秦伯未在上海组织召开了我国中医史上第一次全国中医学校教材编辑会议，到会的有全国 11 所中医学校的校长和教务主任 20 余人。并由全国 11 所中医学校教务负责人组成教材编辑委员会，就中医教学经验进行交流，但未能就课程、教材、学制等问题达成统一意见。1929 年 7 月 7 日至 15 日，全国中医药界再次召开教材编辑委员会会议，地点定于上海黄家阙路上海中国医学院内举行，此次会议由全国医药团体联合会出面召集。

召集会议公函[②]

谨启者。我中医界处此存亡续绝之秋，自以整理学说广植人材为当务之急，而中医学校实为整理学说广植人材之府，顾常以未入学系扼于

---

① 医界春秋，1927（12）：9.

② 邓铁涛，程芝范. 中国医学通史（近代卷）. 北京：人民卫生出版社，2000（1）：213.

中医教育政令及医事

教部，此次并有一律改称传习所毋庸教部行政机关立案之布告，影响中医前途，殊为重大。本会迭派代表赴京请愿，均以未入学校系统为藉口，而中医学校程度参差，教材庞杂，亦为不能加入学系原因之一。良以教部虽欲准我立案，如无统一之学程教材，亦苦无标准以资准驳也。兹经本会议决，组织编制学程委员会，已将学程草案脱稿外，并通过中医学校教材编辑委员会规程 12 条，即日施行。

经过 9 天的讨论达成了一系列决议，首先明确了编写全国统一教材的指导思想："① 教材须根据中国固有学理发挥之，不能取毛去髓故求迎合。② 教材须经全国医林公认适当方可采用。③ 须有科学化不掺杂虚伪文字致失价值。④ 须有真实效验，人人可学可用。"[1] 审定通过了五年全日制中医专门学校应开设的各门课程和教学时数，议定了中医专校 29 门课程，包括各科教时、教法统一，各校之间交流课本讲义彼此参考，集中修订，形成全国中医统一教材，同时为再次申请中医加入教育部学系做好准备。

1931 年 3 月，中央国医馆成立后，致力于统一中医学校教材及制订整理学术标准大纲等工作。1932 年 9 月，中央国医馆名誉理事、上海全国医学校教材编辑委员会理事秦伯未编撰的《国医讲义六种》公开发行，"国医界缺乏完善之课本，遂使学习者无途径可寻，实为一大憾事。兹由中央国医馆名誉理事内科专家秦伯未君，根据全国中医学教材编辑委员会所定原则从事编述。计分药物、生理、诊断、内科、妇科、幼科六称，编制新颖，学说平正，内容丰富，装订古雅，极适合于学校及自修之用。刻已出版，由本埠大东书局、千顷堂书局、新华书局、中医书局、启新书局等经售，全部八册，实价五元，洵中医界最新之贡献也"。[2]《国医讲义六种》出版发行后，得到了较大的反响，山西中医改进研究会对此书作了审定，给予了较高的评价："秦著《国医讲义》取材确实，量制明晰，洵研究中国古医学兼参西籍之至善本也。"[3] 上海市国医公会亦云：

---

① 中西医药研究社编辑部.中医教育讨论集.中西医药研究社出版委员会，1939：438.

② 申报，1932-9-6.

③ 申报，1932-11-2.

"《国医讲义六种》交由执委会审查，佥以是项教材切合实用，堪称习医者之良好读物。"1932 年 10 月 19 日，中央国医馆通过了《整理国医学术标准整理大纲草案》。①

《整理国医学术标准整理大纲草案》（节录）

第一　学术标准：本馆学术整理委员会草拟之整理学术标准大纲，以下列之要点为标准。

（甲）以我国固有之医药学说，择其不背于近世学理者，用科学方法解释之。

（乙）其方术确有实效而理论欠明者，则采用近世学理以证明之。

（丙）凡属确有实效之方术，为我国成法所固有，而为近世学理所无者，则特加保存而发挥之。

（丁）其方术无实效，而其理论又不符合科学方式者，则删弃之。

（戊）凡属确有实效之方术，为我国固有成法所无者，则采用近世学说补充之。

第二　分科大纲：学术整理委员会所草拟之分科大纲，系采用近世科学方式，分基础学科、应用学科二大类。

基础学科：基础学科暂定为解剖生理学、卫生学、病理学、诊断学、药物学、处方学、医学史。

应用学科：应用医学，暂定为内科学、外科学、妇科学（产科学附）、儿科学（痧痘科附）、眼科学、喉科学、齿科学、针灸科学、按摩科学、正骨科学、花柳科学。

中央国医馆于 1933 年发 1012 号馆令，向各校征集教材。1933 年 4 月，中央国医馆公布《中央国医馆整理国医药学术标准大纲》，这是一部整理国医药学术标准的大纲，不但对近代中医教育有重要的指导意义，也引起了当时的国民政府教育行政官员的重视。1936 年 3 月 6 日至 10 日，中政会教育专门委员会审查中医学校立案报告，该报告内容即为上

① 神州国医学报，1932，1（4）：1～5.

述《中央国医馆整理国医药学术标准大纲》。大纲全文专列中医学校教育分为基础、应用两大学科。国民政府教育专门委员会批复如下："查部颁医学专科学校行课目表，并无限制，与原案所列基础学科及应用学科两相对照，科学目大致相同。惟温病学与针灸学，按摩正骨数种，不妨定为特别科目，开学校时，准其向教育部备案。"从上述批文中可见，中医学术整理学科建设，是中医教育成败关键之一。[①] 之后十年中，全国各中医学校掀起了教材建设高潮，现存民国教材多数出自这一时期，并有比较完整的科目体系，基础课程、临床课程俱全，内容各具特色，中西兼容，注重实际。

六、教育部取缔上海中医三校案
（1946 年 2 月）

1945 年 8 月，抗日战争结束，中医界仍希望国民政府实行抗战前通过的中医法令。然而，从 1946 年 1 月开始，出现了一系列的反对中医的事件。1946 年 2 月，南京政府教育部以上海市新中国医学院、上海中医学院、中国医学院三校未批准设立，擅自在上海大公报登载招生广告为由，命令上海市教育局取缔上海中医学院、中国医学院、新中国医学院三校。"上海市教育局：据报上海中医学院、中国医学院、新中国医学院等三院在沪登报招生等情，查该三院未经呈准设立，擅行登报招生，业于本年二月令饬该局取缔，具报在案，仰迅查明依法取报。又该市如尚有未立案之专科以上学校，并仰查明取缔为要。教育部"。[②] 上海市教育局接到通令后，立即调查此事，同时发布了取缔中国医学院的通令："本市新中国医学院、上海中医学院、中国医学院等三校，因未呈准设立，擅行登报招生，经教育部先后令饬教育局一并取缔。兹有中国医学院，

① 邓铁涛，程芝范.中国医学通史（近代卷）.北京：人民卫生出版社，2000（1）：220.
② 教育部公报，1946，18（9）：10～11.

亦登报招生，该校是否呈准设立，市教育局当即电部请示，九月二日续奉教育部代电：中国医学院着一并取缔，业已令饬该校遵令停办云。"① 上海各中医团体同南京政府反复斗争一年之久，最后于 1947 年 4 月被勒令关闭。近代中医学术的中心，近代中医教育的发祥地——上海，在此时成了中医教育的空白。②

上海市教育局：本年一月二十七日，上海大公报登载私立新中国中医专科学校招生广告，并称奉教育部特派专员莅校指示改进，以发扬国粹医学，融会新知，造就中医人才等语，查该校及私立上海中医专科学校设立一案，业经派员调查，据报：① 仪器设备均不足供各科实验之用。② 教员资历多与规定不合。③ 课程内容不合标准。④ 学生程度过于不齐，竟间有初中未毕业者等情。并附该二校讲义及表册到部，经核基金尚未筹足，经费来源除学费外，并无确定收入，且师资、设备、课程、学生程度等亦均与规定不合，该二校未便准予设立，仰即转饬停办并具报为要。

教育部③

虽然上海三所中医院校被勒令停办，但上海中医界并没有放弃中医学校和学生，经讨论暂定了三个办法加以过渡。首先，暂借石皮弄医校安置一年级学生，而三年级学生下学期照常实习。其次，组织中医进修班晚上上课，准备高考课程，毕业证书改发班证书。并决定由上海医药界筹办一所新校，以图后续发展。"沪上三中医学校下学期起一列停办，另由上海医药界筹办一新校。经费已无问题，校址不及新建，将借石皮弄医校先行开办一年级。原有医校之三年级生，下学期照常实习。一方面晚上进中医师进修班，准备高考课程，毕业证书改发班证书。一二年级肄业生，俟新校成立，以同等学力去考，占20%，但不能保送，如不愿进新校，另设补习班收容之，以免失学，再准备入进修班课程云"。④

---

① 申报，1946-9-15.
② 肖凤彬. 民国时期上海的中西医论争. 近代史学刊第 5 辑，2009（1）：1.
③ 教育部公报，1947，19（4）：34～35.
④ 健康医报，1947（32～33）：3.

这一时期的上海中医教育只能以进修班的形式进行。1947 年 1 月，上海市发布中医师进修班组织章程，以及上海市政府卫生局、教育局备案私立中医师进修班简章。

《上海市中医师进修班组织章程》①

（三十六年一月份）

一、由本班创办人征求社会贤达及医界领袖若干人为赞助人。

二、由本班创办人聘请中西医名宿若干人为讲师团。

三、创办人全体赞助人及讲师团合组"教务联合会议"，以会议方式，每月举行会议一次或二次。

四、由联合会议为主持全班一切行政及班务发展事宜之最高机构，并公推每班班主任一人为每班负责人之最高执行人。

五、由联合会议及班主任之同意聘定各组主任若干人，助理班主任执行各组事宜。

六、本班组织系统列表如下（略），（附）考试委员会简章第八条已有规定。

七、按照本班简章第四条规定，学员多额时，除第一班外，得增设第二……三班，事实需要时，得按照组织随时开班。

八、各班校址地点由各班主任指定之。

九、各班经济独立，教材一律。

十、本章程如有未尽或增损事宜，由联合会议之通过施行之。

《上海市政府卫生局、教育局备案私立中医师进修班简章》②

（第一级地址：上海江阴路兰邨路六号，电话三四七八四号）

第一条　本班以补充中医学术，俾便请领证书，灌输防疫知识，裨益公共卫生为宗旨。

第二条　本班入学资格计分甲乙两种，并须年满二十五岁，身体健

① 进修月刊，1947（1）：17.
② 同上。

全为合格。

（甲种）① 领有中央中医师证书者。② 领有民国二十六年以前省市官厅开业执照者。③ 行医五年以上，得有地方官厅正式证明者。④ 本市中医师公会正式会员。

（乙种）① 中医学校毕业者。② 行医三年以上，得有证明文件者。③ 助理中医师诊务五年以上，得有中医师出具成绩优良之证件者。④ 本市中医师公会预备会员。

第三条　具有甲种资格之一者，得免试入学，具有乙种资格之一者，必须经过入学考试。入学考试分笔试（国文医学论文）、口试两种，凡笔试不及格者，不得参加口试。

第四条　本班授课时间以六个足月或二十六个星期为度，每日上课三小时，学员多额时，除第一级（每日午后四时至七时）外，得增设第二级（六时半至九时半）

第五条　课目订定如左（下）。

① 药物学；② 方剂学；③ 诊断学；④ 内科学（附妇幼科）；⑤ 外科学（附眼喉科）；⑥ 卫生（分生理卫生、公共卫生）；⑦ 传染病（附预防消毒）；⑧ 急救方术。

第六条　每星期授课时间以外得举行学术演习或分科论文一二次，由教师拈题批改，且评给分数，作为平时成绩。

第七条　修业期满，每科考试与前条平时成绩、平均及格者核发毕业文凭，并给成绩证明书。

第八条　入学考试、毕业考试另组委员会主任其事，并得申请主管官厅中医法团派员监试。

第九条　全期学费，每人二十万元，讲义杂费二十万元，于开学前十天一次缴足，凭缴款收据注册，填给入学受课证。报名时亲填报名单、资历表外，须附二寸半身照片二张，报名费二万元（录取后在学费内扣除，不取者概不发还）。

第十条　本简章呈奉本市主管官厅核准施行。

1947 年 7 月，由上海市国药业同业公会、国药业药材公会、参燕业同业公会、上海市中医师公会等共同筹募基金，遵照教育部所颁布的章程、规则，设立了一所中医专科学校，定名"复兴中医专门学校"。"复兴中医专门学校"聘请潘公展为董事长，医界中推丁仲英等为董事，由陈存仁等为建设设计委员，校址暂设于上海城内石皮弄。①

复兴中医专校校董会昨成立②

本市中医药界领袖丁仲英、蒋文芳、丁济民、陈楚湘、岑志良、张梅庵等，为遵照教部规定，创立上海复兴中医专科学校，筹备已有数月，由市参议会潘议长与社会局吴局长领导，刻已就绪。爰于昨日（1947年7月14日）下午七时，假八仙桥青年会举行校董成立会，到校董潘公展、吴开先、蒋竹庄、陈楚湘、丁仲英、叶熙春、陈道隆、丁济万、陈大年、朱秉禄、陈家珍、倪锡章、张梅庵、雷显之、岑志良等及医药同人八十余人。当由丁仲英致欢迎词，蒋文芳报告筹备经过及校董名单，岑志良报告建设经济两委员会名单。继由潘董事长公展、吴校董开先、蒋校董竹庄先后致词。旋摄影聚餐，合座欢悦，象征中医教育前途之光明。

---

① 中医药情报, 1947（4）: 2～3.
② 申报, 1947-7-15.

中药行业政令与医事

一、北洋政府内务部订定
《管理药商章程》
（1915 年 12 月）

《内务部订定管理药商章程》①

第一条　凡药店卖药行商制药者，均谓之药商。除遵守普通营业各项之规定外，应遵本章程办理。

第二条　药店指开设一定之店铺，售卖中药或西药者而言。卖药行商指贩运中西药品向中西药店售卖及沿途零售者而言。制药者指以化学将中西各药原料制成精纯之品，或以中西药品配成丸散膏丹及药饼药胶药水等品者而言。

第三条　凡为药商者，须开具姓名、年龄、住址及营业之牌号地点，禀经官厅注册给予执照，始准营业，执照式样如左（下）。（略）

第四条　官厅于注册后发给执照时，得酌收二元以内之领照费。在本章程颁布之前，业经领有执照者，应将售照缴验，另换新照，缴纳半费。其未领执照，限于本规则颁布后三十日内，禀请补领。

第五条　药店之营中药业者，所用店伙须熟习药性。其营西药业者，则须聘有药剂士，中药店之店伙多寡随宜，雇用西药店之药剂士每店至少须有一人。

第六条　西业店之药剂士须具有左列资格之一，始能充当：① 曾在

---

① 申报，1915-12-4.

本国或外国药学校或医学校毕业，领有文凭者。②有药学经验，禀经官厅考试给以证明书者。③曾在官立公立医院管理配药事宜继续三年以上者。④曾在药店练习配药事宜继续五年以上者。前列①、②两项资格，经官厅查验，便给予及格证书。其③、④两项资格，官厅认为必要时得酌予考试，再行核给证书。证书式录如左（略）。

第七条　自本章程颁行之日起，凡为药商营业者，除遵照本章程第三条之规定禀报外，中药店须开具店伙数目，西药店须将药剂士姓名、履历及及格证书禀报官厅，核准备案。

第八条　药店接受医方配药时，于药名、分量，及病人姓名、年龄、住址，及医士之姓名、钤章均须注意。傥有疑窦，非当时质明开方之医士，得有证明书，不得为之配合所开方。中药品如遇缺少时，可通告医士，嘱为另易他药，不得由店伙、药剂士任意省去或易以他药。

第九条　各项药品均须按法贮藏，傥因气泄而性味已失，原质已变，不得售卖。

第十条　中药店配药，须于纸包及容器上将药名记载。西药店依理处方配药，其容器或包纸上须贴纸签，按照处方分别内用、外用、用法、用量，授受者之姓名、年月日，一一注明。

第十一条　药店售东西洋之毒剧药品，须查照各该国药局方之规定，以为授受之标准。

第十二条　凡毒剧药售卖之量数及剂数，须有医士署名钤章之药方，始能授与。并须由药剂士钤章，将该方保存十年，如无医士之方，或买者年龄幼稚，及形迹可疑，均不得售卖。但因治疗上之必需而为授受时，若无医士所开之方，须于药瓶或纸包上黏贴纸签，将该药之种类、内用、外用、用法、用量，授受者之字号、姓名、年月日一一注明，并录于簿册，连同购者亲录署名之单据，留存备查。但所授受之药，不得逾外国药局方规定分量。若为同业者及医士化学家购为业务上之用，及官署公所购为正当之用时，须将购者姓名、职业、住址及所购量数详录簿册，连同购者亲录署名钤章之单据，留存备查。

第十三条　药商购买、存贮毒剧各药，须将品目、量数详载簿册，以备官厅派员查验。毒剧药品须严密贮藏，外加锁钥，以防不测。

第十四条　卖药行商之以□售注册者，非聘有药剂士，不得零卖毒剧各药。

第十五条　卖药行商之以零售注册者，须将所贩药之种类、品目禀报该管官厅，惟不准贩卖毒剧□药。其禀经官厅查验，准许售卖之丸散膏丹等药不在此限。

第十六条　制药者制出各种药品，须随时呈送该管官验。如系毒剧，各药须按月将所出量数报告该管官厅。前项所制毒剧各药之出售，除药店暨以□售注册之。卖药行商及医士化学家购为务上之用，及官署公所等处购为正当之用者，应查照第十二条第三项之规定为授受外，不得零售出售。药物包纸及容器上须将该公司名称载明，并附以毒剧字样。

第十七条　药商配合丸散膏丹、药饼、药胶、药水等品，如非按照成方配合，须将药品连同药方，禀请该管警察官厅查验批准，始准售卖，其根据中外成方者，并须□根据之方声明。在本章程颁布以前，曾经禀请查验者，得禀该管官厅酌予免验。

第十八条　官厅派卫生人员巡视检查药商之药品簿册时，该药商须逐一导观，不得借故推诿或有意违抗。

第十九条　药品经卫生人员查验，认为有害卫生、有伤风俗及作伪者，得由该管官署禁止其制造、贮藏、售卖，并将违禁药品酌予销毁处置。

第二十条　其有左列各项之一者，处十元以上百元以下之罚金。

未领营业执照，而营各项药商之业者；中西药店，不将店药及药剂士禀报，及伙店不识药性，药剂士未经核准领照者；药品之容器或包纸上记载虚伪不确者；违反第八条第二项、第十一条、第十二条、第十三条第一项、第十四条、第十五条第十六条第一二项之规定者；不遵官厅派员查验者；违反第十九条之禁而仍制造贮藏贩卖者。

第二十一条　违背第十条、第十三条第二项、第十七条，及毒剧药方不遵第十二条第一项规定之年限保存，处五元以上三十元以下之罚金。

第二十二条　违背第八条第一项、第九条、第十六条第三项者，处一元以上五元以下之罚金。

第二十三条　医士兼营药商业者，仍应请领药商营业执照，其一切药品之贮藏受授，并须按照本章程规定各条办理。

第二十四条　药商违反法令时，该管警察官厅得禁止或停止其营业，停止禁止营业中，为营业者处三十元以下之罚金。

第二十五条　一次违数条之规定者，得并罚之。

第二十六条　药商之店伙或雇人违犯本章程时，由药商任其责。

第二十七条　违犯本章程有应受刑律科罪者，得仍依形律各条处断。

第二十八条　卫生人员稽查药品簿册，如有舞弊及索贿情事，经人告发查实，应由该管长官严行惩办。

第二十九条　本章程有未尽事宜，得随时增改之。

第三十条　本章程自批准日施行。

此章程的管理对象是当时的中西药商，并将中西药商分为药店、卖药行、制药者三类，分别定义，相应管理。将章程中对中西药商管理的条文做比较，可以发现此章程对于中药商的要求相对宽松，如中药店所用店伙须熟习药性，而营西药业则须聘请药剂士；中药店的店伙数量不做要求，而西药店的药剂士每店至少须有一人，且具有一定的学历资格才能作为西业店药剂士；卖药行商零售西药，需要将所贩药之种类、品目进行注册，中药的丸散膏丹则不用注册；药商所制的药品，中成药只需提供成方来源即可免于化验。可见，当时对于中药商没有过于苛刻的条件，注册和领照也比较合理，除了缴费项目繁多外，基本延续早期的管理模式，故中医药界没有激烈的反对，施行较为顺利。

二、《中西药店注册暂行章程》
（1922 年 12 月）

1922 年 8 月，在国务会议上，总税务司陈请设置"毒药管理局"，对麻醉药品进行严格管理，当时的中华医学会会长伍连德非常支持此项提案，并将此机构改名为"违禁药品管理局"，安排内务部防疫事务所与税务处协办。伍连德是马来亚华侨，公共卫生学家，医学博士，中国检疫、防疫事业的先驱，中华医学会首任会长，北京协和医学院及北京协和医院的主要筹办者，1935年诺贝尔生理学或医学奖候选人。他曾在1907年应邀赴英国伦敦参加由神学博士文英兰主持的禁鸦片烟会议，1919年1月代表外交部到上海监督焚烧鸦片，所以他非常支持设立"违禁药品管理局"。

而此局的设立被选择在了上海，其理由是"嗣以经费无着，筹办綦难，而禁药潜布，贻害靡已，烟禁前途在在堪虞。且查违禁药品之发源地多在上海及其他重要商埠，该局即在中央成立，亦必于上海等处分设机关，就近管理，方免贻误。爰为节省靡费起见，拟就上海地方先试办，俟有成效然后推行各地。"并遴派留学美国圣路易大学医科毕业生李应泌前往上海调查。因费用有限，故先在情况较为严重的上海设立，且仅设立一处，卓有成效后方予各地推行。

于是，上海奉内务部令设立"违禁药品管理局"，管理吗啡之类的违禁药品，取缔私自贩运。江苏省省长韩国钧发布江苏省公署训令第八千九百二十八号"沪警厅令沪海道尹、上海县知事"："沪上一隅，每年正多需用吗啡、高根等品，及转售他处供给病院与医生之用者，本非少数。此外，私行运售者，数量尤巨，其私运方法极征巧妙，种种作伪不一而足。医界同人、各国侨民金愿官厅设法取缔等语，当由本部将先就上海设立违禁药品管理局情形，咨呈国务院查照备案，并委李应泌为该局局长。"[①] 李应泌是清光绪年间太医院医士，光绪三十一年（1905年）至宣统三年（1911年），清廷举行了七次留学毕业学生考试，选择优秀者派往国外留学，李应泌在1906年第二次留学毕业生考试中被选中，派往欧美留学。[②] 回国后，于1922年被派至上海，成立"违禁药品管理局"。该局成立后，于1922年12月18日颁布"中西药店注册暂行章程"。

① 韩国钧.江苏省公报，1922（3217）：2～6.
② 陈学恂，田正平.中国近代教育史资料汇编（留学教育）.上海：上海教育出版社，2007：72.

《中西药店注册暂行章程》

准内务部咨开会行事案。准税务处八年三月四日咨据总税务司条陈请设毒药管理局，对于麻醉药品严行取缔。复准国务院先后函交税务处咨呈暨官司伍连德呈同前情到部，当经易名违禁药品管理局，拟具议案，提交国务会议议决。由内务部防疫事务所兼办等因在案，嗣以经费无著，筹办綦难，而禁药潜布，贻害靡已，烟禁前途在在堪虞。且查违禁药品之发源地多在上海及其他重要商埠，该局即在中央成立，亦必于上海等处分设机关，就近管理，方免贻误。爰为节省靡费起见，拟就上海地方先试办，俟有成效然后推行各地。比即遴派留学美国圣路易大学医科毕业生李应泌前往上海调查一切，旋据呈复。沪上一隅，每年正多需用吗啡、高根等品，及转售他处供给病院与医生之用者，本非少数。此外，私行运售者，数量尤巨，其私运方法极征巧妙，种种作伪不一而足。医界同人，各国侨民，佥愿官厅设法取缔等语。当由本部将先就上海设立违禁药品管理局情形咨呈国务院查照备案，并委李应泌为该局局长，令先筹备一切，暨拟具章程呈核各等因。去后，兹据该员呈称现已筹备就绪，并拟呈发给《特许执照暂行章程》《中西药店注册暂行章程》，暨该局暂行章程前来，均经逐条修正，俾免流弊。现在该局开办在即，各项章程自应施行，事属创举，应请转饬所属辅助进行，以重要政。除分咨查照并训令该局遵照外，相应抄印各项章程，咨请查照办理等因，并各项章程到署，准此合行，抄录附件，令仰该即便查照办理此令。

中华民国十一年十二月十八日　江苏省长韩国钧

《中西药店注册暂行章程》

第一条　中西药房均应呈请违禁药品管理局转呈内务部注册，发给营业执照，方准营业。

第二条　中西药店呈请注册时，应将下列数种详细声明。

1. 该店资本若干。

2. 该店制售药品种类及每年营销概数。

3. 股东及经理人姓名籍贯。

4. 如系西药店则药剂师之姓名、籍贯及出身。

5. 永不私售违禁药品。

第三条　中西药店呈请注册时，应附送印花税两元，并依下列之标准缴纳注册费。

1. 资本在十万元以上者为一等，纳注册费四百元。

2. 资本在五万元以上者为二等，纳注册费二百元。

3. 资本在五千元以上者为三等，纳注册费一百元。

4. 资本在五千元以下者为四等，纳注册费五十元。

第四条　中西药店增加资本或更易店名时，应重请注册更换新照。

第五条　中西药店注册后，如查有违背定章或他种不法情事，违禁药品管理局得呈请内务部取消注册，追缴营业执照停止其营业。

第六条　本章程先就设有违禁药品管理局之地方实行之，其未设违禁药品管理局地方仍照管理药商章程办理。

第七条　本章程如有未尽事宜，得随时增修之。

第八条　本章程自公布尔日施行。

此规定上海各药店亦须向该局注册领照方可营业，除交印花税 2 元外，还应视药店规模交纳 50～400 元不等的注册费。此章程一出，遭到上海中医药界的强烈反对，上海饮片业于 1923 年 1 月 20 日下午在药王庙召开药业全体大会，讨论药业注册问题，并邀请了江苏全省医学联合会、神州医药总会、中医学会、中华医学会等代表列席，共计二百余人。会议上，中药行业公会主席张梅盦及参会者皆对此次内务部施行药业注册条例提出了意见及建议，认为此章程事前未经调查征询，贸然颁布，令人惶骇，而且中药店一向不运售违禁药品，与该局的管理范围无关，中药贩运过程中已经报捐纳税，应当无需再加以注册。"当今药业同人公推委员、组织委员会，将是项条例加以研究，奚知一经考虑，弊窦业生，一言以蔽之，假取缔之名，行赚钱之实。以是召集同业，敦请各会代表共商办法，以资对付。今谓吾药业各号之在上海者，不下数百余家，在事实上为各埠总枢，为自卫起见，自当首先表示反对。再联络全国同业，作有统系之组织，协力进行，是为正当办法"。① 上海数百家药业商铺表示要联合起来进行抗争，并将"药商反对领照之呈文"致电北洋政府内务部、韩省长及淞沪何护军，详细陈述此章程之弊端，恳求撤销。

药商反对领照之呈文②

沪北全体药商江仲亮、卡海臣等，反对违禁药品管理局领照及取缔章程，上江苏韩省长文：

事为违禁毒药管理局越权苛索侵害营业自由，恳请转呈咨部，撤销《中西药店注册暂行章程》，以恤商艰而维营业事。窃商以违禁药品，有关法令，设局管理，谁曰不宜。惟既曰违禁药品管理局，必凡违禁药品，方得严加取缔。若违禁药品外之正当药商，当然不在该局权限之内。兹查违禁药品管理局对于运售吗啡、高根、安洛音等，既已订有暂行章程十条，俾各遵守，固属职权所在。至《中西药注册暂行章程》，自非该局所应有之权限，且注册费征收四百元之多，最少亦在五十元以上，此等敛财方法之骇人听闻，诚为近今唯一之怪剧。伏思正当药商，本无违禁药品可言，纵使取缔，亦属职在该管警察官署，与违禁药品管理局无干。何况正当药商，连年亏累，已属困苦不堪，若再征收注册费四百元以下，五十元以上之规定，商民实所不服。谨举理由有三：① 以事实论，查民等正当药商，向不运售违禁药品，与该局断无关系，即使民等或有不法行为，售卖含有毒质之药剂，依法应受警察官厅取缔，该局何得越权干涉。② 以习惯论，吾国数千年来，为药商者，向无注册及勒缴费项等事。自政体改革，以药商或有不法行为，有关生命危险，使之注册，以便侦查其职权，在警厅县署注册，毋庸该局另订暂行章程，侵害营业自由。③ 以法理论，营业自由，载在《约法》，即认药商有注册之必要。考之法律，以不溯既往为原则。民等营业，均系开设有年，纵令征收费项，亦只能对于嗣后开设药店而言，前对于药商当然不生效力，尤不应如该局所订注册费至四百元以下、五十元以上之多。综上各节，则违禁药品管

---

① 申报，1923-1-21.
② 申报，1923-7-4.

理局所订之《中西药店注册暂行章程》，在法律上既无根据，无非少数人借以谋利，直接病商，间接病国。迫不得已，呈请转咨内务部撤销注册章程云。

经此中医药界之抗议，江苏省长韩国钧、淞沪护军使何丰林迫于舆论压力，下令暂缓对中药店执行此章程。然而北洋政府内务部却极力辩解，将上海中药界呈文驳回，以管理毒药名义及中西药店平等相待为借口，继续在上海推行此章程，强迫中药店进行注册。

中西药店注册仍须实行①

北京内务部特设上海违禁药品管理局，办理中西药店注册事宜，迭经药业反对，并呈请护军使咨部缓行。一面令行该管理局将中药部分注册停办，乃内务部置反对风潮于不顾，仍饬局执行。

该局昨特公函上海县商会：迳启者，案查敝局办理中西药店注册事宜，前经业商公所和义堂代表范经畴、信义堂代表王沛麟等，呈由护军使署咨请内务部暂缓施行，并令行敝局在部复未到以前，所有取缔章程暨给照手续，应将关于中药部分一律停办等因，当即遵照暂停，一面呈请内务部核示在案。兹奉内务部指令内开呈悉，查中药药店，反对注册，本部准淞沪护军使、江苏省长先后咨行前来，业经分别咨覆，许为解释，呈请转饬该药商等遵章实行，以重政令在案。合行抄录来往咨文，令仰该局查照，此令。附抄件等因，奉此，合亟遵照办理。相应抄录部复使署全文，函请贵会查照，即烦函转各药商知照，迅即遵照原定部章程手续，赶日来局注册，以重要政。至纫公谊，除呈护军使署并函总商会外，此致上海县商会。

北洋政府内务部的一意孤行，使上海药界饮片同业甚为愤慨，在上海召开药业全体大会商讨对策，会上有代表们提出两个建议，一是全体药业罢市，一是向厅官请愿，经讨论后，决定采纳后者，派代表晋谒各

---

① 申报，1923-11-6.

中药行业政令与医事

级长官请愿。一面通告上海各公团，请求参与和支持。一面召开医药联席大会，"本会为全国医药总枢，负保护中药之责。本会存在一日，断不容管理局有注册一日"。并推选出大会筹备人员30余人。中医药界大规模的反对中药注册的斗争也得到了商界的支持，上海总商会会长宋汉章、副会长方积蕃上书淞沪护军使，反对中药药商注册暂行章程，文中将内务部回文中的辩解一一驳回，并希望何护军使再据理向内务部为药业力争。

总商会力争中药注册章程①

总商会为反对中药药商注册暂行章程，特上书淞沪护军使，请再据理向内务部为药商力争。文云，药商公所代表毛经畴等，请将中药药商注册暂行章程撤销一案，顷见北京内务部咨复钧署之文，其中措词，无一非矫诬牵强，而核其要旨所在，仍不外于原咨所请"收入盈余"四字，惟恐一经停顿，所谋遽成画饼，故回护惟恐不力。此事既承钧署代达民隐于前，必荷主张正义，始终维持于后。兹将其咨复中纰缪尤甚各端，辞而阐之，幸垂鉴焉。

一部咨谓本国药店，虽有中药、西药之分，而国家药业行政则不能有歧视等语。按此事欲定其管理注册之范围，当先明该局设立之由来。据部咨所称，前据总医官伍连德、总税务司安格联等先后条陈府院部处，请设毒药管理局，取缔私运吗啡、高根及其他有碍卫生之药品。始经国务会议议决，先于京师设立违禁药品管理局，并于重要商埠添设分局，是原案设立之缘起，专以管理毒药为主旨，其精神实根据于《海牙公约》第九条，所以防止变形鸦片之输入，为贯彻禁烟政策起见。与不兼售之普通药商，自属渺不相涉。国家对于特殊有害之药品，施以特别严当之管理，此正因时制宜，防民正俗之政策。此种立法先例正多，初无所谓歧视不歧视也，该局既以管理违禁药品标题，则名义所在，即其管理权限所在。而违禁药品之范围，核发特许执照章程内，又定明限于运售吗啡、高根、安洛因等麻醉药品，是该局管理范围或只能以运售吗啡、高

---

① 申报，1923-11-10.

根、安洛因等麻醉药品之药店为限，事理显然，无待赘述。今置设局原案于不论，置违禁药品之范围于不顾，而徒以不能歧视之浮词，轻轻笼罩，欲将原案无形推翻。就法律言，谓之越权；就事实言，谓之影射。此沪商所万难承认者也。

一部咨谓中药药店，往往仿照西法制造丸散膏丹，难保不违犯禁令，挽用禁药等语，按如部咨所言，亦明知该局以管理违禁药品为范围，自未便于不兼售违禁药品之药店有所牵涉，故欲以难保不三字为空文周纳之计，在为该部操觚者但求搪塞一时，以达其兼收并蓄多多益善之计，而未知一加究诘，不能自圆其说也。盖违禁药品管理局所认为应特施取缔者，在于购买麻醉药品以辗转出售之药店，故领照章程第六条，限定只有军医医院、西药店及医校毕业之医生，方能购买，循上列条文而论，是中药店既不运售麻醉药品。即欲如部咨所谓违犯禁令挽用禁药，而以原章有领照西药店之限制，亦无从向此项药店转购，部咨奈何并自己原定之章程而忘之，此尤不足置辨者也。

一谓注册收入，将来纵有盈余，亦不过推广卫生行政之用。初非巧取商民不恤商艰等语。按该局管理范围，以违禁药品之名义，而阑入非违禁药品之药店，其设施不可谓不巧。由民国注册费两元之规定，而忽增为最高四百元，最低五十元，其负担不可谓不重，商民之所不能忍受者在此。至于用途是否正当，将来作何设施，则近年以来，法纪失坠，公家收支状况，国民之不能顾问者多矣。似无须该部之向商民喋喋，聊以此为解嘲之具也。

一谓管理药商章程，本有药商注册之规定，而各地药商都未遵行。令以新章施行，乃又援引旧章以资抵制，是该药商等反对注册，久有成见，并非因收费多寡，始有从违等语。按吾国政治，向取放任，商人狃于旧习，都以新制之束缚驰骤为苦。故农商部所颁商业注册章程，历年虽久，而各地商店遵章注册者，亦十不获一。此国民通性使然，固无所谓成见也。该部既知旧章尚未尽遵行，则为顺从国民心理计，为减轻国民负担计，其不应骤加变更，顿增百倍、数十倍之注册费也谂矣。况所谓新章者，牵强附会，其万不能适用于中药店，已如上节所述。此尤不能不代表药商再三声明者也。

犹忆上年高恩洪长交通部之际，悍然议增邮电费。商民迭电呼吁，坚置不理，幸以钧使严撤邮电两局，仍照旧章收费。而此事乃收转圜之效，塞谔自持，不阿权贵，商民称颂。此项注册章程之贻害药商，钧署于上次咨部原文中言之已详。部既无容纳之诚意，惟有为民请命，师昔贤便宜行事之先例，仿上年邮电加价之成案，严令该局将中药店注册一事停办，以免苛扰。本会谨代表沪商，竭诚申请。专肃敬请勋安。

上海总商会会长宋汉章、副会长方积蓄

上海总商会会长宋汉章（1872—1968 年），浙江余姚人，原名鲁。早年随父到上海，在中西书院毕业后，入上海电报局工作。清光绪二十三年（1897 年）入上海通商银行任职，1906 年任北京储蓄银行经理，1912 年任中国银行上海分行经理。1923 年任上海总商会会长，此后一直在中国银行任职，曾任华洋义赈会会长。[①] 副会长方积蓄（1885—1968 年），浙江镇海人，清末在家乡创办学校，辛亥革命后参加中华民国协济会，协筹军饷，并任宁波教育会参事。1914 年入上海神州法律学校，毕业后从事商业活动。1918 年任北京东陆银行上海分行经理并任上海总商会会董，1920 年任上海钱业公会及银行公会董事。1921 年任上海华商证券交易所董事。1922 年当选为上海总商会副会长、代理会长及上海纳税华人会董事。中华人民共和国成立后，曾任上海市政协委员。[②] 上海总商会的呈文使淞沪护军使再次请内务部从缓实行此章程，并饬令"上海违禁药品管理局"停办中医注册。

中药停止注册之何使复函[③]

淞沪护军使复总商会函云：顷准来函，以违禁药品管理局所订中药药商注册章程，牵强附会，不洽舆情，药商公所呈请撤销，内务部未能容纳。拟请严令该局将中药店注册一事停办，以免苛扰等因。查此案章程，既系不洽情舆，迹近苛扰，自应从缓施行。另筹妥善办法，除再咨内务部

① 张宪文，方庆秋. 中华民国史大辞典. 江苏：江苏古籍出版社，2001（1）：477.
② 吴成平. 上海名人辞典. 上海：上海辞书出版社，2001（1）：236.
③ 中华医学会杂志，10（1）：69.

请缓实行，并令行该局仍予停办外，相应复请查照为荷。

何丰林启

此后，因上海违禁药品管理局李应泌于 1923 年 5 月奉部令交卸，局长另由顾澄接办。1924 年春又由施凤翔接办，旋因办理不善，发生嫌疑，各界舆论，经内务部派员来沪查办，遂将该局停撤。至此，《中西药店注册暂行章程》彻底废除。

省令查禁沪违禁药品管理局①

淞沪警察厅常厅长昨令各区署文云：案奉江苏省长公署指令，本厅代电呈报上海违禁药品管理局浦西办事处取缔药品布告，语句牵混，请通令严禁由。案指令内开，代电及附件均悉，查内务部上海违禁药品管理局，仅以取缔运售吗啡、高根、安洛因等三种麻醉药品为职务，其纯粹中药商店，并不销售违禁药品者，迭经批明，不便混为一谈在案。至烟禁另有专条，不在该管理局职权范围以内，所称浦西办事处，亦未据该管理局呈准设立有案。据电前情，恐系假托名义，设处扰民，自应严行禁止，以杜骚扰。至假海疆司令部名义肆行敲诈，更应严行究办。除令行该管理局查禁外，仰即一体查禁具报，此令，附件存案等因。奉此，查此案前因违禁药品管理局在淞沪地面设立办事处，迭涉纷扰，当经电呈省长核示在案，兹奉前因，除分行暨呈复外，合亟训令该局署所队，仰即遵照。该管境内如设有内务部上海违禁药品管理局办事处者，应即严行禁止，以杜骚扰，切切此令。

三、《管理药商规则》
（1928 年 9 月）

1928 年 9 月，南京国民政府内政部拟定并即将颁布《管理药商规

---

① 申报，1925-4-22.

则》，上海特别市政府将此规则转予上海卫生局，"俟部订该项规则公布后，即可援用，以免纷歧等，因准合行，令仰知照，此令"。①

《卫生部拟订管理药商规则》②

卫生部对于药商之管理，前于中央卫生委员会开会，曾有此项提案，以药品为供治疗救济之用，必须原质精良，成分准确，制造合法。我国药商多无药学知识，只知希图渔利，鱼目混珠，人民误购，食之戕生，贻害无穷，亟须设法取缔。特拟定药商管理规则，呈请行政院核示，不日当可公布。兹录该规则草案如下：

第一条 凡以药品营业者为药商、除遵守普通营业各规则外、应依本规则之规定办理。

第二条 本规则所称之药商，包括中西各药之批发门售及制药或调剂者而言。但沿途或设摊零售者，不在此限。沿途或设摊零售之管理规则，由各省市卫生官署拟订，呈部核定。

第三条 凡为药商者，须开具左（下）列事项，呈请该管卫生官署注册，给予执照，始准营业。

1. 牌号（如系公司其公司之名称）地址。

2. 药商姓名（如系公司其代表人姓名）、年龄、籍贯、住址。

3. 营业种类（中药或西药批发门售制药调剂之专营兼营等）。

4. 资本若干，中药商不得兼售西药，但其药虽产在外国，向系供中药之用者，不在此限。

第四条 药商呈请给照时，应缴纳执照费二元，并照章贴用印花。在本规则施行前，曾领有营业执照者，应于本规则到达当地一个月以内，将旧照缴验，另换新照，缴纳半费。其未领照者，应于同一期间内呈请补领。

第五条 药商所用店伙，须熟谙药性，其营西药业者，并须以领有部证之药师管理药品，但不零售麻醉及其他毒剧药品之西药商，得以领有部证之药剂生代之。未成年者及禁治产者，不得用以管理药品。

① 上海特别市市政府市政公报，1928（15）：16.
② 申报，1929-8-11.

第六条　西药商购存麻醉及毒剧各药，须将品目数量，详载簿册，以备该管官署之检查。麻醉及毒剧各药应与他种药品分别贮藏，标明麻醉药或毒药剧药字样，外加锁钥，以防不测。

第七条　麻醉及毒剧各药，非有医师署名盖章之处方笺，不得售出。其经手售出之药师，须依药师暂行条例第十四条之规定办理。虽持有医师处方笺，而其人年龄幼稚，或形迹可疑时，仍不得售予。其为同业及医师购为业务上用，学术机关购为科学上用，或职司试验及制药之公署购为职务上用时，须将购者姓名、职业、住址及所购量数详录簿册，连同购者亲笔署名盖章之单据，保存三年，以备查考。

第八条　各公署因其职务购买麻醉及毒剧各药，以为医疗之用时，除依前条第三项后半段之规定外，并须取具该负责医务之人员署名盖章之单据。

第九条　制药者所制之毒剧各药，须按月将所出数量，呈报该管官署查核。但麻醉药品在制造药品条例未颁行以前，暂行禁止制造。

第十条　中药商贾卖有毒剧性之中药时，准用第六条之规定。

第十一条　麻醉药及毒药剧药之品目，由卫生部以部令行之。

第十二条　各种药品均须按法贮藏，倘性味已失或变质者，不得售卖。

第十三条　药商专营批发或制造者，不得为人调剂处方。

第十四条　药商接受药方调剂时，于药名、份量、用法、年月日、病人姓名、年龄、性别，及医师或中医士之姓名钤章，均须注意。如有可疑之点，应询明处方之医师或中医士，得其证明，方得调剂处方。中药品如遇少时，应即告知购用人，不得任意省去，或易以他药。

第十五条　配发药剂，中药商须于包纸上容器上将药品药性逐一记载，西药商须将内用、外用、用法、用量、年月日，服用者之姓名各项，分别注明于容器之纸签上，或包裹之表面，药商除专营批发或制造者外，无论何时，不得无故拒绝处方之调剂。

第十六条　中华民国药典所记载之药品，其性状、质量、制法，非适合于药典之所定，药商不得制造买卖或贮藏。其为中华民国药典所不载者，以各药品所依据之外国药典为标准，在中华民国药典未颁行以前，第一项之规定暂以各药品所依据之外国药典为标准。

第十七条　中外药典所未载之新发明药品，非预将性状质量制法之要旨，并附样本，呈请卫生部查验后，不得制造贩卖或输入。

第十八条　药品名称、用量、药性依据何国药典，须以中文注明于容器或包纸上，但得以各该国文字并记。

第十九条　地方卫生官署得随时派员查检药商之药品及簿册，该药商须逐一导观，不得借故推诿，或有意违抗。检查规则由各省卫生官署拟订，呈部核定。

第二十条　药品经检查人员查验，认为有害卫生或伤风俗或作伪者，该管官署得禁止其制造售卖或贮藏，并得将该项药品烧毁。

第二十一条　医师中医士兼营药商业者，仍应请领药商营业执照，遵守本规则之各规定。

第二十二条　药商有左列各款情事之一者，处三百元以下之罚锾。

1. 未领营业执照而营各项药商之业者。

2. 中药商雇用不识药性之店伙，西药商不雇用药师或药剂生，或虽雇用，而为未领有部颁证照者。

3. 不遵管辖官署派员查验者。

4. 药品之容器或包纸上记载错误或虚伪者。

5. 违反第三条第二项、第六条第一项、第七、第八、第九、第十四条第二项、第十六、第十七条之规定者。

6. 违反第二十条前半段而未达犯罪程度者。

第二十三条　违反第四条第二项前半段、第五条第二项、第六条第十三条之规定者，处百元以下之罚锾。

第二十四条　违反第十二十四条第一项、第十五条第二项之规定者，处五十元之下之罚锾。

第二十五条　一次违反两条以上之规定者，得并罚之。

第二十六条　所犯涉及刑事范围时，依刑事法规之规定办理，并撤销其营业执照。

第二十七条　营业者系未成年或禁□者时，本规则所定之法则适用于其法定代理人，但虽未成年而关于业务行为与成年者有同等能力时，不在此限。代理人、雇人或其他从业者，关于业务上触犯本规则所定罚则时，由药商本人负其责，营业者系法人时，以法人之代表者负其责。

第二十八条　卫生检查人员稽查药品簿册，如有舞弊及要索或收受贿赂情事，依刑法渎职罪处断。

第二十九条　本规则自公布之日施行，如有未尽事宜，得随时修正之。

1929 年 8 月 16 日，上海商民协会药业分会第十五次执委会上，代表们认为此规则内容，除西药部分外，关于中药方面颇多窒碍难行之处，应予讨论。会议决定，首先将报载《规则》录印三千份，分发全市同业，征求意见；并于八月二十日下午二时，在西藏路宁波旅沪同乡会四楼，召集本市各医药团体代表，共同讨论；同时登报发表反对此规则的意见。[1] 1929 年 8 月 20 日下午，会议按期举行，方椒伯、蒋文芳、包识生、方政、张始生、岑志良、费慎斋、陈天生等分别发表意见，主席张梅菴归纳众意，表决议案三件：① 公推商民协会、药业分会、喻义堂、宝义堂、两药业公所、药行药业两职工会、参药分会、中医协会七团体，各派代表三人，组成上海特别市医药团体讨论药商管理规则委员会，负责讨论、应付一切，并指定由药业分会于五日内召集开会。② 以今日医药团体代表会议名义，电请卫生部候纳公意，将该规则缓送行政院批核，并呈行政院请予救济。③ 请全国医药总会征求全国药商意见作充分表示，为有力之主张。[2]

团体会议结束后，根据该会议讨论办法，以医药团体代表会议名义，电请卫生部候纳公意。上海特别市商民协会药业分会、上海特别市药业职工会、神州医药总会、中华医药联合会、上海喻义堂药业公所、宝义堂药业公所、上海特别市药行业职工会、上海特别市中医协会、上海特别市商民协会参业分会等医药团体就《管理药商规则》电请卫生部暂缓呈院，电文如下。

子良部长钧鉴：

报载大部拟订《管理药商规则》俟呈由行政院核准后，即当公布施

① 申报，1929-8-17.
② 申报，1929-8-22.

行。属会等伏读该规则内容，除西药部分外，关于中药方面，尚多窒碍难行之处。爰于今日召集团体讨论《管理药商规则》委员会，即日成立，详加讨论，一俟征集具体意见后，即拟将该规则窒碍难行之点，呈请大部俯纳下情，赐予救济。为此谨先电呈，伏乞大部将《管理药商规则》暂缓呈院，俾药商意见得以充分贡献，卫生法令得以施行无阻，药商幸甚，卫生幸甚。①

　　电文中"子良部长"即当时的卫生部长薛笃弼。薛笃弼（1892—1973 年），字子良，山西运城人。早年毕业于山西法政学校。1911 年加入同盟会。1914 年后，曾任北洋军第十六混成旅秘书长兼军法处长。1922 年任陕西财政厅长。河南财政厅长。1923 年后，历任司法次长、内务次长、甘肃省长、河南省政府委员兼财政厅长、民政部长、内政部长、卫生部长、行政院全国水利委员会主任委员、行政院政务委员兼水利部长。1949 年后，任全国政治协商会议第二、第三、第四届全国委员会委员和上海法学会理事、上海律师协会副主任、国民党革命委员会中央委员，1973 年 7 月 9 日在上海病逝。②

　　此电文呈请时，正是全国中医界抗争"废止中医案"的关键时期，于是对《管理药商规则》的抗争也融入这一大抗争中，1929 年 12 月 2 日，全国医药团体临时代表大会在北浙江路一零一九号召开，出席一百八十六团体，代表三百八十三人。公推伍耀廷、王和安、谢利恒、张梅庵、程调之为主席团，讨论了诸多问题，并总结了六点提案：① 请求政府延聘中医参加卫生行政案；② 请求政府另订《管理药商规则》案，并附带提议请求延聘中药人材；③ 力争医校、医院名称案，否认医校改称传习所、医院改称医室；④ 组织请愿团案；⑤ 组织诉愿团，提起行政诉愿案；⑥ 请求各界援助案。③ 其中第 2 点提案就是对《管理药商规则》的修改要求，与"废止中医案"一起获得了阶段性的胜利。

① 申报，1929-8-24.
② 李盛平.中国近现代人名大辞典.北京：中国国际广播出版社，1989（1）：744.
③ 申报，1929-12-3.

四、《管理成药规则》

（1930 年 4 月）

1929 年 9 月，卫生部开始对成药进行查核。卫生部认为成药可不经医师指示而自由购服，用以治疗疾病之品，若配制失宜，流弊殊属可虑。"况间有少数奸商，祇知图利，罔顾利害，而其所售各种成药，或贩自外洋，或故意膺造，凭虚伪夸诞之广告，为推广销售之工具，甚称一药可以兼疗百病，诱人购服，病者贪图便利轻于尝试，不独功效全无，且足以延误其治疗之时期"。[①] 而从前政府对于成药向无专则管理，又无合法化验，制法是否适宜，原料是否精良，广告仿单有无夸诞之弊，均属无从考核。为慎重民命起见，卫生部向行政院申请拟订《管理成药规则草案》，行政院核准在案。1929 年 10 月草案拟订后，经过对其中第三条、第五条及税费多次修改后，完成《管理成药规则》二十条，呈奉行政院，于 1930 年 4 月通过行政院审核，准予公布实施。

《管理成药规则》[②]

第一条　凡用两种以上之药料加工配合，另立名称或以一种药料加工调制，不用其原有名称，不待医师指示，即供服用者，为成药，其调制或输入，以供营业之用及贩卖者，应依本规则之规定。

其根据中国固有成方配制之丸散膏丹等不在此限，但无方案可资依据，或新出之药剂，仍以成药论。

第二条　调制或输入成药者，须将该成药名称、原料、品名、分量、用法、用量、效能、容器、种类，并容量及其仿单印刷品等各事项，依照规定格式详细填明，连同样品，呈请卫生部查验核准后，给予成药许可证，始准营业，各该事项有变更时亦同。

---

① 交通公报，1930（140）：14～30.
② 同上。

第三条　呈请查验，给予许可证时，每种成药应预缴证书费二元，并照章缴纳试验费及印花费。呈验成药，经部核驳时，前项预缴费用仍予发还，但在化验后，核驳者其预缴之试验费不发还。

第四条　调制或输入成药者，领得许可证营业时，应向营业所在地该管官署呈请注册，其开设两处以上之营业所者，应各于所在地呈请注册。

第五条　在本规则施行前，已发卖之各种成药，须于施行后六个月内，依第二条规定补请查验，给予许可证。

第六条　调制或输入成药者，限于药商，其调制成药之西药商并须任用药师。

第七条　成药中不得掺用麻醉药品。

第八条　成药中掺用毒剧药品之限制如左（下）。

（甲）内用：①部颁毒药品目表第一类及剧药品目表第二类之药品，不得掺用。②掺用部颁毒药品目表第二类及剧药品目表第一类之药品时，其每二十四小时之用量，不得过各表中所列该药品之一日极量。

（乙）外用：①部颁毒药品目表第一类之药品，不得掺用。②掺用部颁毒药品目表第二类剧药品目表第一第二两类之药品时，其分量以用者不受毒害为限。

第九条　外用成药须用蓝色容器标明"外用、不可吞服"字样，其掺用毒剧药品者，并须标明毒剧二字。

第十条　凡核准之成药，须将所含主要药料名称及其用量，并许可证号数，以国文明载于容器标签或包裹仿单上，方得陈列销售。前项主要药料由部于核准给证时指定之。

第十一条　凡成药之广告仿单及附加于容器包纸之记载，不得有左（下）列情事。

1. 涉及猥亵或壮阳种子之文字及图画。

2. 暗示避孕或堕胎等之语句。

3. 虚伪夸张及以他人名义保证效能，使人易生误解之记载。

4. 暗示医疗之无效，或含有讥谤医者之词意。

5. 用量不当之指示。

第十二条　欲以曾得部颁许可证表示其营业之适法或中央卫生试验

所试验成绩表示其药品之性质、功用者，得照录许可证或成绩报告书原文，不得增减变更，并不得用卫生部或试验所保证等字样。

第十三条　该管官署得随时派遣检查员赴调制输入或贩卖成药场所实地调查，卫生部于必要时，得直接派员检查之。

第十四条　检查时，于试验之必要分量上，得以无代价提取其成药或原料品之一部，以供试验之用，但须给以收据。

第十五条　调制或输入成药者，违反本规则及依据本规则所发之命令或处分时，除合于他条所定罚则者，适用其罚则外，该管官署得将其药销毁或施行其他适宜之处分，并得呈请卫生部撤销该项许可证。

第十六条　未依第二条、第五条请领或补领成药许可证，而擅自营业，或违反第第七条、第八条之规定者，处五百元以下罚锾。

第十七条　违反第六条、第十条至十二条之规定及拒绝第十三条之检查者，处二百元以下之罚锾。

第十八条　第二条所载事项变更，而不另行呈报，或违反第四条第九条之规定者，处百元以下之罚锾。

第十九条　关于成药营业，本规则已有特别规定者外，余依《管理药商规则》之规定。成药检查人员并准用《管理药商规则》第二十八条之规定。

第二十条　本规则自公布日施行，如有未尽事宜，得随时修正之。

1930 年 5 月，上海市政府据此发布《管理成药规则》，分令公安、卫生、社会三局遵照办理。并于同年 6 月和 8 月又增订了《上海特别市药商及医疗器械商注册规则》及《检查药商药品及簿册规则（卫生局订定）》。

《上海特别市药商及医疗器械商注册规则》①

第一条　凡在本市区内以贩卖中西药品或医疗器械为业者，均应分别遵照《管理药商规则》及《管理成药规则》或《管理注射器注射针暂行规则》之规定，呈请卫生局核准注册后，始准开业。

---

① 申报，1930-6-16.

第二条　凡中西药商贩卖成药者，应遵照《管理成药规则》之规定，将所有成药呈请卫生部化验，领得许可证后，方准发售。

第三条　药商或医疗器械商呈请注册时，应填具声请书，经卫生局核准后发给注册执照。

第四条　凡药商或医疗器械商在本市区内，开设营业处所在两处以上者，应分别呈请注册给照。

第五条　药商或医疗器械商请领注册执照时，应缴执照费二元、印花税费一角。

第六条　兼营药品及医疗器械之商人，应遵守《管理药商规则》《管理成药规则》及《管理注射器注射针暂行规则》各条之规定，分别请领药商及医疗器械商注册执照。

第七条　注册执照每年换领一次，以每年一月为换照时期，并照第五条之规定缴纳执照费及印花税费。如因迁移呈请换者，除印花税照缴外，执照费减半缴纳。

第八条　药商或医疗器械商应将注册执照悬挂便于众览之处。

第九条　执照如有遗失，得药商或医疗器械商店或公司行号，限于本规则公布之日起二月内补请注册。

《检查药商药品及簿册规则》[1]

第一条　本规则依照《管理药商规则》第十九条之规定订定之。

第二条　凡本市内中西药商，除遵守《管理药商规则》及《管理成药规则》外，并应遵照本规则之规定，随时受卫生局之检查。

第三条　中西药商经售药品，应将原料成药及麻醉药品等，分类登明进货簿及出售簿，详记其每种数量。如系成药，并注明该药所得卫生部许可证之号数及领证日期。

第四条　中西药商所制之毒剧各药，除依照药商管理规则第九条办理外，并应将随时制出数量分别详载簿册。

第五条　中西药商，凡遇卫生局派员检查，应于检查负持示检查证

---

① 申报，1930-8-12.

后，即将各种药品登记簿册交阅，并领导查看各种药品，于检查无讹时，由检查员在各种簿册上盖章证明。

第六条　各中西药商违犯规则或不受检查时，得按情节，依照管理药商规则管理成药规则，分别处罚之。

第七条　本规则如有未尽事宜，得随时呈请修正之。

第八条　本规则自呈奉市政府核准之日施行。

同年9月，上海市新药同业公会在第三次执行委员会集议时，聘请行业专家、顾问对《管理药商规则》《管理成药规则》等规则进行悉心讨论，讨论结果认为此规则条目虽视若周密，而要点仍难免疏漏，持论虽言之成理，而实施则多所窒碍。"其症结在于立法诸公，于高瞻远瞩之余，或未遑深考现代新药业之情况，及未能周知各地新药业之习惯，坐是使此项法规之本身，未能臻于十分健固之地位，而异日施行后之成效若何，或有非目前所敢想象者"。① 并提出了三个方面的问题和建议：① 条文之含有多量的歧义者，请当局予以具体的解释。② 条文之与实情相牴牾者，声请异议。③ 条文中有所挂漏者，请予以修正及补充。恳请上海市卫生局暂缓施行《管理成药规则》，从长讨论改善法规之方案，使之更加完善后再予实施。上海市卫生局对新药同业公会的申请给予批复云："该会常务委员黄楚九等呈，为《管理药商》《管理成药》各项规则，请求解释疑义、补商条文，并缓执行由，呈悉，仰候转呈卫生部核夺可也。此批。"② 同时，《上海市政府公报》于10月7日发布训令："查《管理成药规则》业于本年四月二十六日公布施行，并分别咨令各省市遵照在案。兹叠据各药商呈称，对于该规则第五条规定在本规则施行前已发卖之各种成药，须于施行后六个月内依第二条规定补请查验，给予许可证一层，以修改药品仿单及处方暨刷印品等手续纷繁，一时不及赶办，请求展缓限期等情前来。经本部详为查核，尚属实情，兹为顾全各药商困难起见，准俟该规则第五条内原定期限，届满后再展缓六个月，至民

① 申报，1930-9-1.
② 申报，1930-9-10.

国二十年四月二十六日为止，以示体恤。"^① 令公安局、卫生局、社会局暂缓六个月施行。至此，上海市新药同业公会的此次申请得到了六个月的暂缓期，上海市卫生局同意至 1931 年 4 月 26 日再行实施。

上海市新药同业公会发紧要宣言

最近国民政府卫生部暨上海市卫生局，有《管理药商》《管理成药》各项规则之颁布。以一药典尚无之中国，乃得先有此缕析条分纲目毕具之管理规则施行，未始非政府立法群公之宵旰勤劳，求治心切，使我侪药业同人，得一永守勿谖之经商准则，良法美意，自无间言。惟念兹事体大，其影响实及于全国新药业之根本，若不于作始之际，为精密之研究，则施行一室，纠纷必多。下既无以为同人恪守之良资，上亦无以宣政府提掖之美意。敝会爰于开第三次执行委员会集议时，议决特组研究管理药商及管理成药规则委员会，聘请新药专家、药学顾问等多人，悉心讨论。其结果认为此项规则、条目虽视若周密，而要点仍难免疏漏，持论虽言之成理，而实施则多所窒碍。其症结在于立法诸公于高瞻远瞩之余，或未遑深考现代新药业之情况，及未能周知各地新药业之习惯，坐是使此项法规之本身，未能臻于十分健固之地位，而异日施行后之成效若何，或有非目前所敢想象者。充其极，或将使病家求治有方，而无药可购，药商有药疗人，而受制于法规，未敢出售，终于坐视病者，呻吟床第，延颈而死。敝会所人本一得之愚，窃谓中国新药业之宜有此项法规初无疑义，惟法规之本身，必先考虑周详、无懈可击。故为今要图，厥有三端：① 条文之含有多量的歧义者，请当局予以具体的解释。② 条文之与实情相抵牾者，声请异议。③ 条文中有所挂漏者，请予以修正及补充。且此项法规之颁布，虽为时已达数月，而以上述种种之故，必须请当局展缓实施，再以一言括之，即以商榷精神求法规之妥善，在法规未臻妥善以前，同业如贸然注册，则将来跋□（踬）得咎，手足无措，充其极，必至尽负国家立法之美意而后已。故请全国同业慎行，于先作积极之坚持，一致力争，促成政府改订完美合法之管理规则，然后得循轨进行，前途无碍。兹敝会先就各会员之意见，呈请中央政府、中央党部、行政院、立法院、工

① 上海市政府公报，1930（69）：12～13.

商部、卫生部等各机关，请求对于此项法规予以解释、予以修正、予以补充。一方面敝会正在筹备召集全国新药同业代表，拟请从长讨论改善法规之方案，以资供献于当局，作药业根本上之救济，一劳永逸，自卫即以卫人。至于国中闻达海内学者，更请鉴其苦衷，予以匡助，俾药业前途，有轨则之发展，民生康健，无夭札之流行。凡在病痍，皆利赖之，又岂独敝会区区之幸而已。谨此宣言，伏维公鉴。

至 1931 年 6 月，内政部又同意将《管理成药规则》再次暂缓六个月，至 1931 年 10 月。至 10 月时，药业公会申请再次延期，被内政部驳回，要求即刻予以实施。"《管理成药规则》关于规定限期补请查验一层，经前卫生部于十九年十月一日，及内政部于本年六月四日先后展缓六个月，至本年十月二十六日为止，现已届满。复经由本市新药业公会呈请再展，业经转由市商会接奉内政部宥电，未便再展，应予实施矣"。① 1931 年 12 月，新药业同业公会再次向内政部呈文，陈述《管理成药规则》《管理药商规则》的种种弊端，虽暂缓六个月，但其中的问题并没有得到修正和说明，若强行推进，将致数百万药业商民深受其苦，建议内政部召集药业各项管理规则会议，准许行业属会派员参加，以臻完善。惜此次呈文未得到内政部回应。

五、《上海市成药注册规则》
（1935 年 5 月）

1935 年 5 月，上海市卫生部普查所售卖的成药，因成药种类繁多，为防止流弊，依据内政部《管理成药规则》第四条的规定，拟订了《上海市成药注册规则》，上海市政府核准公布施行，即日起开始注册。此次《上海市成药注册规则》是在 1930 年 5 月上海颁布的《管理成药规则》基础上，衍生出的成药注册规则。

---

① 申报，1931-10-31.

《上海市成药注册规则》①

1. 本规则依照内政部《管理成药规则》第四条之规定订定之。

2. 凡在本市区内制造或输入贩卖成药者，除遵照管理成药规则外，并应遵照本规则之规定办理。

3. 每种成药，于呈奉内政部化验合格，领得许可证后，应即呈请本市卫生局注册。

4. 呈请注册时，每种成药，除应分别填具声请书外，并应附缴下列各件：① 部颁成药许可证；② 样品；③ 注册执照费二元、印花税费一元。经审查合格，始得准予注册。其在领得部颁许可证前，曾经本市卫生局卫生试验所化验合格之成药，得免缴注册执照费，惟印花税费仍须照缴。

5. 任何一种成药，非领有部颁许可证者，不予注册。非经核准注册者，不得在本市区内发售。

6. 注册执照，如有损坏遗失时，得呈请补领，惟须按照第四条之规定缴纳执照费及印花税费。

7. 凡成药之广告仿单及附加于容器包纸之记载，除应遵照《管理成药规则》第九条至第十二条之规定外，不得用卫生局保证等字样。

8. 违反本规则时，得按照管理成药规则之规定处罚之。

9. 本规则如有未尽事宜，得随时呈请修正之。

10. 本规则自呈奉核准之日施行。

　　《管理成药规则》已使上海药业深感窒碍难行，而在此基础上又要执行《上海市成药注册规则》，无疑是雪上加霜。在这种情况下，上海市新药业同业公会主席范和甫、上海市制药厂业同业公会主席许超决定派代表至南京请愿，两公会团体公推许晓初、周邦俊、袁鹤松、许超、沈济川、屠坤华、赵汝调、孙筹成等八人携带意见书赴京请愿，要求修正《管理成药》及《管理药商》两规则。代表们于 1935 年 6 月 6 日下午乘特快车起程，各药房均派员至车站欢送。各代表后于九日夜车返回上海。据孙筹成云："六日夜车赴京，寓于中央饭店，七日上午九时，同赴内政

① 申报，1935-5-15.

部卫生署，由司长金宝善、科长周文达出面接见，商讨至两句半钟之久。是日中午，行政院秘书长褚民谊在公余联欢社欢宴各代表时，刘瑞恒署长暨金司长、周科长等均在座，刘署长允将该会所提之意见书考虑后，约次日上午再会商。八日上午十时，各代表联袂赴署，刘署长以各代表所陈意见确系拥护政府，并非故意规避，允予变通办理，当将变通五点办法当众说明，各代表认为满意，并请求修改此项规则时派员列席，面陈意见，刘署长亦表示允许。乃由金司长伴赴各科参观，并至皇后饭店宴饭。当晚由南京新药公会及新亚等设筵欢宴。次日经镇江时，由该地新药公会及中法、中西等药房派员，伴赴金、焦、北固等山游览，而在伯先公园①合摄一影，以留纪念。"②

此次请愿得到了内政部和卫生署的回应，卫生署在实施时采纳了变通办法，并批复新药业公会云："查所呈意见及该代表等面各点不无理由，关于过去市上流行已久之成药，其中掺用毒剧药原料，或有逾越《管理成药规则》第八条规定限制量，修改困难，亦属实情。本署准予酌量情形，设法从实办理，以恤商艰。惟查成药仿单广告等记载，类多夸大语句，流弊滋多，仰该公会等转知各药商，药商于请求成药查验给证时，应将仿单广告等一律妥为修正，以符定章。又《管理成药规则》及《管理药商规则》本署正在着手起草修改，所请修正及补充之处，当斟酌采纳，以利推行，并仰知照。"③卫生署变通办理方法如下。④

一、自即日起至本年十二月三十一日止，为成药总登记期限，在此期限内检验费每种十五元（照定章减少十元），证书印花费仍照规定共一元，先缴证书印花费，俟领发许可证时，再缴检验费。

二、成药总登记以出品场所之登记为限。

三、《管理成药规则》第八条毒剧药品之限制改定如次。

（甲）掺用中华药典记载之毒剧药品，其内用药每次之用量不得过药

---

① 伯先公园位于镇江市云台山南簏，是为纪念民主革命先烈赵声而建的纪念性公园。
② 申报，1935-6-11.
③ 申报，1935-7-3.
④ 申报，1935-9-16.

典中所列该药品一次药用量三分之一，其外用药不在此限，另行核定。

（乙）掺用中华药典所不载之毒剧药品，其每次之用量由本署核定之。

四、为上海各药商请求查验成药便利起见，于虹江路新广东街上海市卫生局卫生试验所内，设置成药登记临时收件处，并派科员李振声在沪办理一切收发手续。

为了方便药商实施此项规则，上海新药业公会组织了"药呈请查验指导委员会"，专办成药登记事宜。于每星期六下午二时起至五时，开会审查各药房送来的成药登记案件，并用特备函奉达。所有成药查验请求书也已印就，只需派人来会领取填写，并缴纳样品两份、仿单标签包纸各两份和证书费二元、印花税一元，便于审查后即行汇转。委员会向上海药业强调了此事的重要性，事关法令，且属切身问题，幸勿迟误。如有不明了之处，可至委员会面询详告。这一安排使成药注册变得快捷可行。

六、《修正管理成药规则》
（1937年1月）

1937年1月，行政院卫生署对《管理成药规则》作了进一步修订。"查《管理成药规则》自前卫生部于十九年公布施行以来，业经六载，其中各项规定已多与实际不相适合，而成药中得含麻醉毒剂药品之限量尤有改订之必要"。行政院卫生署征询各方面意见，将《管理成药规则》修正完竣，于1937年1月1日起施行新的修正规则。

《修正管理成药规则》①

第一条　凡药料经加工调制，不用其原有名称，意在不待医师指示，即供治疗疾病之用，明示效能、用效、用量，径行出售者为成药。

---

① 申报，1936-12-28.

第二条　调制或输入成药者，应填具成药查验请求书，连同样品及仿单等件，呈请卫生署查验核准，给予成药许可证后，始准出售。前项成药查验请求书式另定之。

第三条　呈请查验给予许可证明，每种成药应预缴证书费二元，并照章缴纳试验费及印花税费。呈验之成药，未经卫生署核准时，前项预缴费用仍予发还，但业经化验者，不发还试验费。

第四条　调制或输入成药者，领得许可证营业时，应即将许可证或卫生署发给之许可证副本，分别向营业所在地之省市（直隶行政院之市）主管卫生官署呈报，省市（直隶行政院之市）主管卫生官署审核前项呈请文件无误，应即以批示送达准予营业，不得征收费用。

第五条　调制或输入成药者，限于药商，其调制成药之西药商并须任用药师。

第六条　成药中掺用麻醉药品吗啡，应在千分之二以下，高根应在千分之一以下。其他麻醉药品之掺用量由卫生署核定，但不得掺用海洛英调制或输入含有麻醉药品之成药者应另备簿册，按日详记数量及出售处所名称、地址，以备查考。

第七条　成药中掺用毒剧药品，如为《中华药典》所载者，不得超过其剂量三分之一。不为《中华药典》所载者，由卫生署核定之。

第八条　凡核准之成药，须将其用量及所含主要药料、名称、商号及许可证号数，明载于容器标签或包里仿单上，方得陈列销售。前项主要药料，由卫生署于核准给证时指定之。

第九条　凡成药之广告仿单及附加于容器或包纸之记载，不得有左（下）列情事。

1. 涉及猥亵或壮阳种子之文字及图画。

2. 暗示堕胎等语句。

3. 虚伪夸张迷信及以他人名义保证效能，使人易生误解之记载。

4. 暗示医疗之无效或含有讥谤医者之词意。

5. 用量不当之指示。

第十条　营业所在地主管卫生官署，得随时派遣药学专门人员赴调制输入或贩卖成药场所实地调查，卫生署于必要时得直接派员检查之。

第十一条　调制或输入成药者，违反本规则及依据本规则所发之命令或处分时，除合于他条所定罚则者，适用其罚则外，营业所在地主管卫生官署得将其违反情形报请卫生署，撤销该项许可证。

第十二条　未依第二条请领成药许可证而擅自出售，或违反第六条、第七条之规定者，营业所在地主管卫生官署得报经卫生署之核准，处以三十元以下之罚锾，并将违反规则之成药禁止出售，或予以没收。

第十三条　违反第五条、第八条、第九条之规定，及拒绝第十条之检查者，处二十元以下之罚锾。

第十四条　关于成药营业，除本规则有规定外，余依《管理药商规则》之规定。

第十五条　本规则施行日期由卫生署以署令定之。

对于此次《管理成药规则》的修改，因成药总登记业已截止，而大多数许可证尚未颁发，在此过渡时期，全国新药业联合会向卫生署申请准予通行变通办理。对已经呈署查验的成药，在未经核驳前，地方政府应暂饬从缓查禁，所有通行免予取缔，故对上海药业影响不大。①

七、药房登记暂予搁置
（1940 年 1 月）

1940 年初，上海政治情形复杂，虽有各种章程、规则，但已无法再予以正常实施，又药商药厂对此登记颇有意见，故药房登记注册事宜暂时予以搁置。② 如当时租界工部局发文称：

本局对于实施统制各种药品毒品及核发药房执照之计划，曾加以缜

① 申报，1937-3-6.
② 申报，1940-1-14.

密讨论，此项计划以前虽经考虑，但未克实行。此次重新讨论结果，认为核发执照一层，目前仍有窒碍，其理由一为本埠政治情形复杂，一为本局无此巨款以实施关于上项计划之任何适当控制办法。本埠各华商药房与华商制药厂代表曾提出意见颇多，佥以各该药商业已遵守中国法律及中国政府所颁布之一切章程，当受中国法庭之管辖，局方倘再加统制，实属多此一举。至本局意见，认为此项计划之实施，牵涉本市全部，非由各有关行政当道合作不可。目前本埠及其四郊均处于非常状态之下，合作一层势难实现，则控制计划必归失败。基上种种，上述所拟控制一点，决定暂予搁置，一俟本埠环境恢复常态，当再加考虑。

工部局一九三九年重要行政概述（续）

八、中西药商注册登记
（1946 年 5 月）

　　至 1946 年，上海市内中西药商已有数千家之多，但因局势动荡，注册登记一直未能妥善实施，注册者仅五百多家。鉴于此，上海市卫生局通知要求本市中西药商限期注册领照，虽经卫生局迭次分别通知限期办理，然声请者仍属寥寥，卫生局以为如此玩延，实属有碍政令之推进，于 5 月发出最后通牒，限期至六月底以前遵章注册领照，过期即将按照规定惩处。[①] 除要求药商药店注册登记外，卫生局在 1947 年初陆续开始恢复成药登记、取缔药品广告、管制细菌制品及平价贫民配方等措施。[②]

　　卫生局昨日下午三时，召集本市制药工业同业公会，新药商业同业公会，暨各药厂、药房、西药进口商，举行会议，讨论：① 加强管理成药登记，决议未领成药许可证之成药，应通知药商依照卫生局"未领成

---

① 申报，1946-5-29.
② 申报，1947-3-28.

药许可证之成药权宜处理办法"送卫生局登记，输入药商亦按本办法办理之。②严格取缔药品广告，决议医药广告依照卫生局"医药宣传品管理规则"严予管理。③细菌及免疫学制剂之管理，决议免疫及细菌学制品，悉依卫生署"细菌学及免疫学制品管理规则办理"，惟未径呈署登记之药商，应通知从速呈署办理登记手续。④加强管理药商注册，决议不依限申请注册之药商，应通知从速注册，否则即予取缔。至未能聘用药剂师药剂生之药商，请卫生局列表分送制药业及新药业公会，由公会等统筹解决困难。⑤平价贫民配方，决议平价贫民配方原则，仍按上次决定办理，惟办法请卫生局考核后，再征集新药业及医师公会意见，再行实施。

中医其他政令与医事

一、禁止中医使用西药西械

1927年12月，上海特别市卫生局紧要布告云："凡此次经中西医试验委员会审查或考试合格后登记之中西医，领得中医不得用西法及西药，西医亦不得用中药。倘有中西医法混用而模棱两可者，本局当分别轻重，处以罚金，或取销其执照，特此布告。"[1] 医界对此颇有看法，中医界秦伯未先生在《医界春秋》中对此隔绝中西的政令予以驳斥。[2]

"学术无国界"，此言为近代学者所公认，故吾侪之提倡中医学术革命，不仅为中医着想，实为世界医学着想。尤之中山先生之革命，其焦点不在于中国，乃在于全世界。然则卫生局之通告曰，中医不能用西法，西药、西医不能用中药，其意果何在乎！

以普通言之，生理解剖等西法也，然而中医宁无生理解剖？吾人于最古之《内》《难》经中，早已领略之矣。麻黄、大黄辈中药也，然而西医宁无麻黄、大黄？吾人于最近之西医杂志中，亦已见其论列矣。若谓以生理、解剖莫精于西医，而欲使中医废其生理解剖，麻黄、大黄已用于中医，而欲使西医不用麻黄、大黄，此不特事实上不可能，即理论上亦有所不可能也。

---

① 申报，1927-12-6.
② 秦伯未.医界春秋，1928（19）：4～5.

若谓西医之用中药，已提炼成精，不同于中医之用原料，中医之采西法，只凭其推测，不同于西医之重实验，然则中医粹华制药公司之出品，宁非提炼成精者乎？中医《内》《难》经之论列，宁非出诸实验者乎？中西之短长，盖不在于"法""药"二者，实在于根本之病理也。

西医之病理，过拒于痕迹，而不能活泼地以观其变化，故热则冰之，寒则火之，惟中医知其不然，在《内经》曰："其寒也非汤火所能温，其热也非冰水所能凉。"然则正当使西医之采取中医学说，以补其不逮。何为使其故步自封乎？此西医之不幸，倘亦卫生局有以促成之也。

若谓恐中医之不能深谙西法西药，西医不能深谙中法中药，贸然用之，误人性命，卫生局遂在禁止之例，然而长使中西医无贯通之日，此第一点，卫生局得无考虑。使擅长中西医者，永不能相辅而行，此第二点，卫生局亦得无考虑。不考虑而行之，安得谓之平，已考虑而行之，其将何以解释，此愚不得不于卫生局有所疑问也。

总之西医之视中西医界域太清，而卫生局之视中西医界域亦终无合化之候，遂如鸿沟之划，各不相犯，然焉知中医固以"学术无国界"为前提，不敢以中西医相标榜攻击耶。其有标榜攻击西医之处，亦实以西医"法""药"之无当，在良心上不得不与以觉悟耳，非排斥也。

今者同人等有中国医学院之设立，以中医为基础，发挥历代学说之精蕴，而兼采西医之所长，以补佐中医之不及，此实事理所当然，而不知卫生局对之其将何以说辞。然同人等深愿卫生局以学术为重，以民命为重，幸勿再以中西医判若两途也。

虽医药界对此表示反对，但卫生局在 1929 年明确取缔了中医使用西药西械。因在实际诊疗中，大部分中医所用西药西械相对较少或不用，故此政令未对中医界有较大影响或触动。至 1936 年 12 月，西医多次投诉中医滥用血清、九一四等西药，西械使用又不予消毒，违反规定，造成不良影响。对此，上海市卫生局局长李廷安发布训令，重申禁令。

《上海市卫生局训令》(第七二五四号)①

案据上海市医师公会呈称"窃查中医不明药理，拾取药商说明书一鳞半爪，采用科学的新药，流弊滋深。早经钧局于民国十八年明令取缔在案，无如积久玩生，不独内服之药乱用不已，甚至不问是否白喉，滥用血清；是否梅毒，滥用九一四。其尤荒谬者，对于女性病人，竟敢于衬衣之外刺入注射针，行其臀间注射，殆完全不知消毒为何事。如此误人生命，何堪设想。属会有鉴于是，爰经本届秋季大会一致议决，呈请钧局重申禁令，切实取缔，以重民命在卷。想钧长关心民瘼，必能采及蒭荛，为此具文呈请俯核施行。实为公便"等情。

据此，查该会所呈各节，确系实情，实有查禁之必要。惟查中医冒行医师（西医）业务及滥用西药，以听诊器、注射器为人诊病注射，本局于十八年九月曾奉前卫生部通令查禁，并经转令遵照在案。据呈前请，合再重申禁令，嗣后中医治疗疾病，不得滥用西药及西医医疗器械，并不得用中西医名称，以杜冒滥而重人命。并饬本局主管部分随时查察，并分令外合行，令仰该会切实遵照，并转饬各会员一体遵照毋违为要。此令。

中华民国二十五年十二月二十一日

局长李廷安

1946年，在全国卫生会议上通过了"限制中医师使用新药案"，并由卫生署发交中医委员会核议，但该案之实施，在事实上困难甚多，且有失平允，已由中医委员、商准署长，决议对该案续作郑重考虑，短期内暂不实施。②

二、中医医室暂行规则

1929年9月30日，上海特别市发布管理中医医室暂行规则，明令中

---

① 神州国医学报，1937，5（5）：41～44.
② 中西医药，1947（32）：33.

医不可以开办医院，已有的中医医院须更改名称为中医医室，并详列对中医医室的规模和人员要求，并有相对固定的诊疗记录表（表1）。

《上海特别市管理中医医室暂行规则》①

第一条　凡以中药治疗为目的，设置病床收容病人者，为中医医室，依本规则之规定管理之。

第二条　经营中医医室者，须将左（下）列事项呈经本市卫生局核准后方得开业。

1. 经营者姓名、年龄、籍贯、住所，经营者如系法人，则法人之名称、事务所代表者之姓名、年龄、籍贯、住所。

2. 医室之名称及规章。

3. 建筑物平面略图。

4. 病室间数及每间所占面积。

5. 病室区别及病床数目。

6. 预防火灾及其他安全设备。

第三条　前条所列各款如有变更，须随时呈报本市卫生局查核。

第四条　各中医医室至少须置本市登记合格之医士二人，有经验之配药者一人，在非诊察时间亦须以医士一人当值。

第五条　各中医医室应将所用之医士、配药者及其助手与看护士之姓名、年龄、籍贯、资格证书，呈报本市卫生主局查核，其人员变更时亦同。

第六条　本市卫生局对于各中医医室之建筑物，认有危险或不合卫生时，得命其修缮改良或停止使用，及为其他之必要处分。

第七条　各中医医室如有迁移或休业情事，应随时呈报本市卫生局。

第八条　各中医医室须将病人之姓名、性别、年龄、职业、住所详细记入，所用之挂号薄入室薄。

第九条　各中医医室不得为虚伪夸张之广告，其从事治疗之医士除学历、称号、科名外，亦不得有其他之广告。

① 张群.上海特别市市政府市政公报，1929（34）：59～62.

第十条　各医医室非设有隔离之传染病室，不得收容急性传染人。非同一病名之人，不得收容于同一传染病室（急性传染病之范围，依卫生部颁布传染病预防条例第 1 条所规定之各症为限）。

第十一条　传染病室须备传染病人专用之什器、卧具、便器及医药器具。

第十二条　传染病不使用之什器、卧具及排泄物、残余饮食物，并其他传染病毒或有传染嫌疑之物品，须施行适当之消毒方法。消毒应遵照该管卫生官署所规定者施行之。

第十三条　传染病室内之物品，除因施行消毒搬出外，非经适当之消毒后不得搬置或排出于他处。

第十四条　传染病窝之污水及排泄物等，非经适当之消毒后不得搬置或排出于他处。

第十五条　传染病人退室后，其室中须施行适当之消毒方法。

第十六条　各中医医室收容传染病人，在病名诊定之四十八小时以内，须将病人姓名、年龄、住址、病名、发病地点、年月日及入室诊定年月日，详晰呈报本市卫生局。但鼠疫、霍乱虽仅在疑似，尚未诊定病名前，亦应呈报。前项之病人死亡或治愈及其他事故退室时，须将姓名、事由及年月日时，速报本市卫生局。

第十七条　各中医医室须将所治疗病人人数，每年分上下两期，上期于七月十五日以前，下期于翌年一月十五日以前，依左列表式呈报本市卫生局。

第十八条　本市卫生局得随时派员检查各中医医室。

第十九条　本市卫生局得随时委托各中医医室助理关于公共卫生事宜。

第二十条　违反第二条第十条之规定者，处三百元以下之罚锾，不遵守第六条之命令者亦同。

第二十一条　违反第九条、第十一条至第十五条、第十六条第一项之规定者，处五十元以下之罚锾。

第二十二条　违反第三条、第四条、第七条、第十六条第二项、第十七条之规定者，处二十元以下之罚锾。

第二十三条　在本规则施行前已成立之中医医室，须于三个月内，依本规则第二条之规定，补行呈报。逾期不呈者，勒令停止营业。

第二十四条　本规则如有未尽事宜，得随时修正之。

第二十五条　本规则候中央颁布中医医室规则时，即行废止。

第二十六条　本规则自特别市政府公布之日施行。

中华民国十八年九月三十日

上海特别市政府市长张群

表 1　民国时诊疗表

中华民国　年　月　日　某省市某地某医室室长某具	考备	合计	女	男			某医室治疗病人表
					前期继续	入室	
					本期入室		
					全愈	退室	一月一日起至六月三十日止
					死亡		
					事故退室		
					治疗中	现在室	七月一日起至十二月三十日止
					本期继续	门诊	
					本期挂号		

三、卫生行政人员考试条例

1931 年 12 月，中央卫生部颁布了《高等考试卫生行政人员考试条例》，根据此项条例，申请报名卫生行政人员必须具有大学、学院或专科等高等教育经历，而当时的中医不在教育系统之列，并无相关大学、学院等教育机构，所以根本无法报名，更不可能被任用，所以民国时期的卫生行政人员全部来自西方医学或近代卫生医疗领域，这对后续的医疗政策政令产生了极大的影响，造成了后续以西医人员管理中医的现象，使中医发展脱离实际，困难重重。

国民政府考试院令：

十九年十二月二十七日，兹制定高等考试卫生行政人员考试条例，公布之。

《高等考试卫生行政人员考试条例》[①]

第一条　凡卫生行政人员之高等考试，除法律另有规定外，本条例之规定行之。

第二条　中华民国人民有下列各款资格之一者，得应卫生行政人员之高等考试。

1. 国立或经立案之公私立大学，独立学院或专科学校，修医药卫生学科三年以上毕业，得有证书者。

2. 教育部承认之国外大学、独立学院或专科学校，修医药卫生学科三年以上毕业，得有证书者。

3. 有大学或专科学校医药卫生等学科毕业之同等学力，经检定考试及格者。

4. 确有医药卫生专门学术技能或著作，经审查及格者。

---

① 国民政府公报，1931（670）：19.

5. 经普通考试及格四年后，或曾任卫生机关委任官与委任官相当职务三年以上者。

第三条　第一试之科如下：国文：① 论文；② 公文……

四、管理中西医药新闻广告

1929 年，上海特别市市政府曾公布"上海特别市取缔淫猥药物宣传品暂行规则"，[①] 主要针对避孕、打胎、壮阳、生殖等医药广告进行取缔，由卫生局和公安局共同负责。又于 1934 年颁布了《修正上海市取缔淫猥药物宣传品暂行规则》，[②] 增加了惩罚力度，提高了罚金数量。

1935 年底，上海市卫生局为了整理本市报纸医药广告，曾召集各报纸广告部暨市府所属各局代表，商议整理各报广告办法。当时的会议主席李廷安在此次商讨会上作了四点决议：① 以前所规定之不予刊登者，各报自动检查取缔。② 疑问者送社会局或卫生局审查。③ 如第一次登过之禁止广告，由卫生局通知免登。④ 主管机关嘱甲报免登某广告后，该报可通知其他各报免登。并在会议上通告卫生局正在拟定免登医药广告细则的信息。[③] 1936 年 9 月 26 日，国民政府卫生署对上海新闻报刊登广生堂制药社奶散广告的夸张措辞提出批评警告，责令登报声明错误。"批广生堂制药社胡震元：查前据该商呈请查验井字牌奶散，发给许可证等情，经核该药处方及名称并改正仿单等件，尚无不合。填给成字第二四八号成药许可证，并饬遵照，不得为宣传保证之用。兹阅九月二十日上海新闻报等有该商……之广告，措辞虚伪夸张，并仍用自来奶名称，不用井字牌奶散名义，有违管理成药规则之规定，特先予以警告。仰即尅日登报更正声明，倘再经查觉上项情事，定予依法取缔不贷"。[④] 1936

---

① 上海特别市市政府市政公报，1929（22）：92～93.

② 上海市政府公报，1934（143）：128～129.

③ 医药评论，1935（128）：75.

④ 刘瑞恒. 卫生署医药证照公告月刊，1936（9）：17.

年 10 月 9 日，上海市政府令第三六九号《管理中西医药新闻广告暂行规则》正式颁布。此规则公布后，前"取缔淫秽药物宣传品暂行规则"即予废止。

《上海市管理中西医药新闻广告暂行规则》[①]

一、本市中西医药之广告及类似广告性质之文字，登载新闻纸类者，依本规则管理。

二、凡未经本市卫生局核准注册之医师、牙医师、医院、药商等，一概不得登载医药广告或类似医药广告之文字、图画。

三、业经核准注册之医师、牙医师等，刊登广告内容，以下列数项为限制：（甲）姓名（乙）学位（丙）科目（丁）地址（戊）电话（己）时间。

四、业经核准注册之医院，刊登广告，不得以其疗法、经验及设备价目等为虚伪夸张之宣传，其从事治疗之医师，除学位名称、专门科名外，亦不得有其他之广告。

五、业经核准注册之药商，刊登药物广告，不得有下列情事。

1. 涉及猥亵或壮阳种子之文字、图画。

2. 暗示避孕或堕胎等之语句。

3. 虚伪夸张及以他人名义保证效能，使人易生误解之记载。

4. 其他医药器物之经卫生局指明禁止者。

六、各报登载医药副刊，以浅显文字宣传卫生常识或医药学理为限，不得假托病家口吻，故意揄扬医师技术及药品功能，以及含有其他广告性质之语句。

七、凡不合本规则第二条至第六条之医药广告文字，各报馆应拒绝接收刊登。其业已刊登者，经本市卫生局通知后，各报馆并应立即停止登载。

八、医师、牙医师、医院、药商等违背本规则第二条至第六条之规定者，除按照各该医药规则已有规定者办理外，得由本市卫生局酌量情节轻重，处以二十元以下之罚锾，其屡戒不悛者，并得吊销其注册开业执照。

九、本规则如有未尽事宜，得随时修正之。

---

① 吴铁城.上海市政府公报，1936（174）：101～102。

十、本规则自市政府公布之日施行。

此规则公布后，上海市卫生局又做了进一步解释，通告了具体的实施方法，如规定新闻检查所审查医药广告时间在每星期三、六下午五时至八时，"凡经本局核准注册之药商、医院、医师等，除切实遵照前列第三、第四及第五条之规定外，并应遵照规定时间，将广告原稿缮写两份，送请南京路大陆商场三〇六号新闻检查所审查。其违反该项规则各条之规定，擅自登载者，得由本局按照该项规则第八条之规定，酌量情节之轻重，处二十元以下之罚金，并吊销其营业执照"。① 为了明确卫生局与新闻检查所各自的具体管理职责，1937 年 1 月 21 日，颁布了《上海市卫生局、新闻检查所合作取缔中西医药新闻广告办法》。②

《上海市卫生局、新闻检查所合作取缔中西医药新闻广告办法》

一、上海市卫生局与上海新闻检查所合作取缔中西医药新闻广告，均照本办法办理之。

二、凡中西医药新闻广告送请新闻检查所检查时，依照本市管理中西医药新闻广告暂行规则第二条至第六条之规定审查之，如认为不合定章者，即予扣留或发还修正，方准刊登。

三、凡各报刊载之中西医药新闻广告，由卫生局逐日审查，认为不合定章者，签注理由，通知新闻检查所转知各报停刊。

四、凡中西医药新闻广告认为有须修改者，由卫生局就报加以修改，剪送新闻检查所，通知各报改刊。

五、刊登曾经扣留或不遵照修改之医药新闻广告，由卫生局会同新闻检查所，查明责任谁属，分别处惩。

六、本办法如有未尽事宜，得随时会商修正之。

七、本办法由卫生局与新闻检查所商订，并呈报市政府备案后施行。

① 中医科学，1937，1（12）：832.
② 上海市政府公报，1937（177）：116.

五、上海中西医药研究社办理
中医药讼案鉴定

　　民国时期也发生了一些中医医疗诉讼案件，如 1930 年 12 月 23 日的蔡幼笙被控案、1934 年 7 月 2 日沈仲芳被控案、1935 年 6 月 11 日朱子云被控案等。"法律上遇有医药讼案，不能确知其过失是否在于医师，抑为配剂人员之失职，或病家故意诬陷者，庭讯侦查，而不能获悉其究竟，则鉴定尚矣。但吾国医学，中西殊途，一为科学的，一为非科学的，现行医制，既许中西医同时存在，并取得法律上之平等地位，使以今日法医师行中医药讼案处方之鉴定，则殊非所宜"。[1] 1935 年底，南京中央国医馆设立了处方鉴定委员会，负责讼案中处方鉴定工作，并请司法部通令各级法院，"遇有处方诉讼案件，如当事人不服当地国医馆分支馆或医药团体之鉴定，声明拒却时亦请原管理法院迳与该馆交由该委员会重行鉴定，以昭慎重"。[2] 1936 年 2 月，上海中西医药研究社常务理事丁福保等亦呈请，全国各法院指定上海中西医药研究社为中医药讼案机关之一。如有关于医药纠纷案件，须学术上证明，可发至该社鉴定。同时，拟订了《中医药鉴定委员会章程》《委员服务须知》及《鉴审中医药讼案应注意事项》。

呈为呈请中医药讼案鉴定委员会恳祈鉴核准予指定为中医药讼案鉴定机关事[3]：

　　窃属社以我国现在医制中医与西医并行，故在医药方面之鉴定，亦不得不分为二职；盖在西医药方面之讼案，司法当局多可委法医鉴定之，若中医药方面之讼案，则因现代法医师不谙中医，宜其无法以行鉴定，故不得不以此职委之于当地中医团体代行，以作定谳时之参考。惟数千

① 中西医药，1946（30）：18.
② 申报，1935-12-06.
③ 司法公报，1936（155）：11～12.

年来，中医授受不脱师弟制度，其重情感而昧真理，令不异音，则凡有师弟之谊者，又谁愿公尔忘私投于狴犴之地哉？况当地中医团体，当地中医所组织也，亦当地中医所以维护同业之机关也。彼此有同道之情，平时既互通声气，临难又安得不出全力以庇护之，此盖理也，而亦势也。故历观以往在中医药讼案之鉴定，其回覆当地法院之鉴定者，类多作圆滑之口吻，如：［查方案尚无不合］等语，以搪塞之。司法当局，虽亦明知此等圆滑口吻之鉴定为可疑，然亦别无其他较善之团体可行正确之鉴定，以救此弊也。故亦惟有依此［尚无不合］之结论，作为判决而已。此所以过去中医药讼案，无一判被告医家为有罪者，职是故耳。夫以国家尊严之法律，被劫于此等特殊环境之下，又岂仅控告有门而不得白者之不幸哉！虽然在另一方面言之，以人心险诈之今日，彼奸刁者流，又安知无因某医家业务发达，藉此以□敲诈者；或又因拖欠医家诊金，借此以冀抵赖者。夫医家之所以取信于病家，与夫能立足于社会者，名誉二字而已。若一经无幸被控，身陷缧绁，则毕生之名誉扫地，社会即失其立足之地，其关系至重且大，是又应宜极力为谋保障之也。综上二端，则今日欲反枉死者之冤，与平奸刁者之诈，实不得不有妥善之鉴定中医药讼案之机关，以司其职，且此机关之设立，实有不容缓者矣。

属社为早经党政机关立案之学术团体，本发扬学术，服务社会之旨，今鉴于我国目前中医药讼案鉴定者之无能，与夫中医药讼案需求鉴定之迫切，遂由理事会拟议，延揽专家，组织本会，期以学术之立场，公正之态度，为社会接受中医药讼案之鉴定，及审定他人之鉴定。使法院断案时有所根据。且为避免流弊计，接受鉴定，概不受酬，即本会各委员之姓名，除呈报主管机关存案，以备查核外，亦一律严守秘密。至鉴定之送达委托人，亦以属社名义行之：盖所以避恩怨之猜疑，绝干请之途径，此属社所听夕以自策励者也。本年二月十二日，曾呈请钧部核准属社备案并准予指定为中医药讼案鉴定机关。旋奉批复（批字第四六零号）嘉许并指令属社详细陈明实施规则，再行核办等因，属社即延揽专家，作长时间之研究，拟订章程。严密组织，期不背于法医之原则。兹谨将该章程等件，呈请钧部鉴核，批准设立，以利法治，实为公使。谨呈司法行政部。

中西医药研究社常务理事宋大仁、郭琦元、丁福保谨呈依照民刑诉讼法规定，法院查鉴定事宜，可由法院于受理讼案时选任鉴定人，或嘱托公署团体学校医院或其他机关办理，本无须于事前指定鉴定机关。司法行政部"惟查核原呈所称各节，对于法院鉴定事务，尚不无足资辅助之处，嗣后各该院受理关于中医药讼案遇有不易解决纠纷之件，得酌量送由该社办理，合行抄发原件，令仰该院长知照，并转饬所属一体知照，此令。二十五年十一月二十七日"。①

《中西医药研究社中医药讼案鉴定委员会章程》②

第一条　本会定名为中西药研究社中医药讼案鉴定委员会。

第二条　本会由中西医药研究社理事会选聘中西医药专家九人为委员组织之。

第三条　本会各委员之任期为两年，连选者得连任之。如委员中有任期未满，因事退会者，得由中西医药研究社理事会重行选聘专家补充之。

第四条　本会设主席一人，由中西医药研究社理事会于本会委员中指定之，主持本会会务。

第五条　本会本中西医药研究社服务社会之旨，为社会服务接受中医药讼案之鉴定，及审定他人中医药讼案之鉴定，（以下省曰鉴审）不受酬报。

第六条　本会鉴审讼件之方式，学理与经验并重。因中医药根本系由经验而来，不能专以科学学理绳其是非，故须辅以经验而鉴审之。

第七条　本会凡一讼件之鉴定或审定，必求其公正允当。并根据中西医药学理与经验，附以说明，以为各该讼案判决时之参考。

第八条　1. 本会接得鉴审讼件委托后，即由本会主席将该案事实（如附有证物者，则更述明证物情状，惟证物则存置本会，各委员可来会检验）。缮印若干份，分发各委员。根据学理与经验作详细之鉴审，各委员鉴审终结，撰成鉴审意见书，述明各该案之是非曲直，于学理与经验上得失如何，即将该意见书送交本会。由本会主席归纳众意，并加审核，

---

① 司法公报，1936（155）：13～16.
② 同上。

中医其他政令与医事

作成鉴定与审定。设意见稍有出入，归纳时以多数为取决。

2. 本会接得鉴审讼件委托后，即由本会主席指定委员一人，将该案先行鉴审，草成鉴审草案，再连同该案事实（如有证物者办法同前）缮印若干份，分送各委员鉴审，签注对于鉴审草案之意见，并签名盖章，交还本会。再由本会主席指定委员一人，归纳众意，经主席审核，作为鉴定与审定。各委员之鉴审意见书及签注草案均由本会保留，以为必要时之覆按。

第九条　如各委员鉴审后之意见是非不一，不能归纳以成鉴定与审定者，再由本会将各委员鉴审意见书摘录其不同要点，缮印若干份，再交各委员重行研究与鉴审。或由本会主席召集各委员会议，互相研究讨论，以求鉴定与审定之决定。

第十条　如经第九条鉴审办法而仍有疑义，不能为各该案作妥善之鉴定与审定时，则一面再由各委员重行研究。一面则征求中西医药研究社学术部各股专员及社外专家意见，再由主席召集会议，以求鉴定与审定之复决。

第十一条　如遇第十条召集会议后，仍难得妥善结论时，则惟有列举其故，作成说明书，以供法院参考。

第十二条　鉴审既经决定，即缮定鉴定或审定书，由本会主席盖章，送呈中西医药研究社理事会。用中西医药研究社名义，送达委托人。

第十三条　如讼案有须以口述报告，或说明鉴审之意见时，则由中西医药研究社委派代表执行之。

第十四条　如讼案有须理化检验者，本会得转请法医研究所或上海市卫生试验所代行之。

第十五条　如讼案有须检验或解剖尸体，或毁坏物体者，则有法院法医与法医研究所行之，本会概不执行。

第十六条　案刑诉法第一百九十二条之规定，如因鉴定之必要，得呈请法院许可，检阅卷宗及证物，并得请求搜集或调取之，以及请求讯问被告自诉或证人，并在场及直接发问。本会于必要时，亦根据此规定实行。

第十七条　按刑诉法第一百九十六条之规定。因鉴定所支出之费用，得向法院请求偿还。本会亦照此规定实行。

第十八条　本会委员对于鉴审各案不得偏袒，并须严守秘密。鉴审消息及鉴审结果，在法院未公布前，不得私自发表。

第十九条　本会接受鉴审委托后，于十四日内作成鉴定或审定书，惟遇必要时得延长之。

第二十条　本会得聘中西医药研究社之法律顾问为本会顾问。

第二十一条　本会得聘各科专家为顾问。

第二十二条　本章程经中西医药研究社理事会通过，呈请主管机关核准施行。

第二十三条　本章程遇必要时，得由本社理事会随时修正之。

《中西医药研究社中医药讼案鉴定委员会委员服务须知》

一、本会委员应遵守本会章程，为本会服务。

二、请注意本会章程第八条。

三、各委员接得鉴审案件及关系文件后，务须根据学理与经验作详细之鉴审，并限于五日内缴交鉴审意见书。此项意见书并须由各该委员签名盖章，以便存查。

四、如对本会鉴审草案无意见或同意时，则请于鉴审草案上书明"无意见"或"同意"字样，签名盖章，交还本会。

五、如各委员意见相同，则不必集议，即由主席再指定委员一人，归纳众意，经主席审核妥善，作为鉴定与审定。设意见稍有出入，归纳时以多数为取决。

六、如各委员鉴审后之意见不一，或尚有疑义不能归纳以成鉴定或审定者，则由本会将各委员鉴审意见书摘录其不同要点，缮印若干份，再送各委员研究与鉴审，或由主席召集会议复决之（请参阅本会章程第九、第十、第十一、第三条）。

七、本会自将鉴审案件发交各委员鉴审后，于五日内未见回复，本会即致函催询。若再逾三天不得复者，即作为服从众议论，本会即根据多数意见书决定鉴定与审定。

八、本会分发各委员鉴审之印件，均于其上分别书明送交各该委员之姓名，该项印件切勿遗失，以免为他人拾得，发生种种弊端。若鉴审完毕，最好将该印件交还本会。

九、各委员于接得本会召集会议通告书后，能否准时出席，均请先行示覆。如因事不能出席者，则请派代表出席，或托本会其他委员为代表，惟均须具给代表请托书，其代表人并须得本会之同意。

十、如委员有迁移或远行，均请随时通知本会，以免延误鉴审情事。

十一、各委员以服务社会为宗旨，均为义务性质，本会概不致酬。惟因鉴审而用去之往来邮费及车马费，可由本会算结。

中西医药研究社中医药讼案鉴定委员会鉴审
中医药讼案应注意之事项

一、按之通例，医家在医学及医德范围内，对于病家得自由选择其合理的行为，此乃医家特有之权利，不能非议之也。苟病家于此发生不幸结果，则仅可谓为医疗之"不幸结果"，非医家之过失也。故吾等于鉴定中医药讼案或审定中医药讼案之鉴定（以下省曰鉴审）时，应注意左（下）列各点。

（甲）该医所行之医疗方法及手术，与处方之用量及配合，在医学上是否合理。

（乙）当时该医对于病象于疾病上曾否有适当之注意。

上述两点，于鉴审时必须加以缜密之审究。若有不当，而致医疗上发生不良之结果者，即可认为医家之过失，应受法律之制裁也。

二、配剂者配制方药，理应与处方相符，如有药物及分量与处方不合，或有意以伪药混充，以致肇祸者，即为配剂者之过失。

三、中医药学术有特殊之情形，即中医药学术系由经验而来，与科学医药不同。故其治病亦着重经验而疏于理论，如必欲执中医而与言科学的病理病名与诊断等，势为事实所不能。本会既职司鉴定，则只可就其本体的情况，凭其事实，绳以适当的学理与经验，更证之固有文献，以观其得失耳。

四、按法医学上鉴定死因之要点，约为：① 检查致死之原因如何。② 其死为自然的抑为不自然的。③ 其死因为自然的，则其病名如何。④ 若其死因为非自然的，则其死亡之种类，属于何种。⑤ 死亡系他人之行为抑为自为，或过失抑系偶然发生。此等鉴定欲求其精确，非行尸体解剖或理化学的检验不可，仅凭其外表之检视，难以准确也，此等解剖或检验可由法医等行之。

五、凡遇处方及脉案可疑而难以确定其是非时，则当由本会陈述理由，并请当地法院另行适当之鉴定。

六、医经等书为中医理论之本，在科学上虽无多大价值，然于鉴审中医理论，为本体情况计，不得不引以为据也。

七、鉴审处方用药之得失，可依据本草及方书等以评定之。

八、同一药物产地各异或既经炮制者，功力亦有出入，鉴审时亦当注意之。

九、关于鉴审之其他理论与方法，法医学上已有论及者，可参阅理论法医学、实验法医学及应用法医学等专书，兹不备述。

十、法律上关于医药及外鉴定之条文与法令，另详专书，兹不备述。

此后，上海中西医药研究社一直着手处理各法院送来的鉴定案件，数量多达百余件，然"自政府西迁后，失其联络，乃告停顿。上年冬（1945年），本社复员，鉴定委员会亦同时恢复，呈部备查。并于本年七月九日及九月十七日先后呈请司法行政部，重行通令全国各级法院，继续委托鉴定办理"。① 司法行政部核准后，上海中西医药研究社仍负责中医鉴定事宜。

1945年12月，上海卫生局成立了"中医咨询委员会"，根据"中医咨询委员会组织简章"② 第二项第二点"审查中医中药学术成法之疑义，鉴定成药方剂之正误事项"来看，也承担了部分成药方剂的审核工作。

《上海市卫生局中医咨询委员会组织简章》
（卫生局原拟）

一、上海市卫生局（以下简称本局）为便利管理中医中药起见，设置中医咨询委员会（以下简称本委员会）为本局咨询机关，以祛除官民隔

① 中西医药，1946（30）：18～19.
② 上海市政府公报，1945，1（5）：3.

阁，增进行政效率。

二、本委员会接受局长之咨询或委员之提议，对于下列各项事宜，拟具意见送请局长采择施行。

1. 指导中医中药从业人员遵守医药法规，协助卫生行政之推行事项。

2. 审查中医中药学术成法之疑义，鉴定成药方剂之正误事项。

3. 审议中医之资历事项（删）。

4. 其他关于中医中药学术上业务上之建议事项。

三、本委员会设委员七人至九人，由局长就本市素有声望之中医师中聘任之。

四、本委员会设主任委员一人，由委员中推选之。

五、本委员会每月召集常会一次，必要时得召集临时会，以主任委员为主席。

六、本委员会开会时应请本局主管处处科长列席，并得请局长出席指导。

七、本委员会不对外行文。

八、本委员会委员为名誉职，但开会时得酌支舆马费。

九、本简章由卫生局订定施行，并呈报市政府备案。

六、中医药技术奖励条例

民国时期，中医界已经开始了寻找中医科学化的道路。1936年，上海中医科学研究社创立，由上海医界徐恺、谢利恒等发起，谢利恒任社长，盛心如、朱松、蒋文芳、秦伯未、陈存仁、朱鹤皋等名医家是研究社的核心成员。该社主张研究医药不分中外古今，提倡中西医合作，冶新旧医于一炉，促成中医科学化，反映当时在中医药研究工作中的一种倾向。[①] 上海中医科学研究社创立并发行了《科学医刊》杂志，为了鼓励大家积极投稿，参与中医研究工作中，创行了"优稿奖励""本市爱而近

---

① 张宪文，方庆秋. 中华民国史大辞典. 江苏：江苏古籍出版社，2001：303.

路祥新里十六号，中医科学研究社所出《科学医刊》已经五期，所有著作除该社同人撰述外，余均为全国医界精心杰作，故颇得中外医林赞许，社员读者已遍及偏僻县市。该社为求医刊内容精进完善，灌输读者高深医药知识，鼓励投稿兴趣起见，特创行通函优稿奖励。凡成绩在前十名者，有银盾等品奖励，详细办法正由该社总务编辑两部会同拟订，定期进行。此在医药出版界诚属创举"。①

1937 年 4 月，上海商人林炳炎捐资以奖励中医学术。林炳炎，原名林福新，广东清远人，恒生银行创办人之一。早年曾在上海创办大昌钱庄，在常德路街内开设多家店铺，与孔祥熙、宋子文等名流多有交往，是民国时期上海颇有名气的富商之一。② 林炳炎比较热心社会事业，特别是社会医疗与医学，林炳炎鉴于中医药的治验有其特效，故特捐资十万元，用作奖励中医学术上的特殊著作，藉资提倡中医学术。"沪上中医界以林君如此热忱提倡，特假座新华酒店设宴联请林炳炎氏，并邀焦易堂、张锡君、冯振威、崔聘西诸氏作陪"。③

1941 年 11 月 3 日，国民政府在重庆颁布了《奖励医药技术条例》，以促进中国医学的科学化发展。其中第一条中的第 3、第 4、第 5、第 7 项，主要是针对中医中药方面所取得的成就的奖励。

《奖励医药技术条例》④

第一条　凡中华民国人民研究医药，合于左（下）列各款之一者，除法律别有现定外，则依本条例呈请奖励。

1. 关于医疗药品首先发明者。

2. 关于医药器材首先发明者。

3. 关于本国固有之医术药品，作科学之研究或整理，确具成绩者。

4. 利用国产原料，首先仿制他国已著成效之药品，经证明其效用相同者。

---

① 申报，1936-11-12.
② 黎细玲. 香山人物传略. 北京：中国文史出版社，2014：466.
③ 申报，1937-4-13.
④ 申报，1941-11-5.

5. 利用国产原料，首先仿制他国出品之医药器材，经证明其效用相同者。

6. 关于改进医药技术，确有特殊价值者。

7. 关于本国固有之医术药品或秘方，愿将其秘密公开，经化验试用确系功效特著者，应予以奖励。

第二条　有左（下）列情形之一者，不予奖励。

1. 有同一之发明或仿制核准奖励在先者。

2. 妨害善良风俗者。

第三条　奖励分左列各种。

1. 褒章：褒章应填府执照，一并给予。

2. 奖状：奖状内应填明受奖条款。

3. 奖金：奖金数额得至五万元，并得与褒章或奖状同时给予。但有特殊奖励之必要者，得酌量增加奖金之数额。

第四条　合于第一条第一项各款说定之一，除依前条奖励外，受奖人如有左（下）列情形之一者，并得依其需要，酌给相当补助金。

1. 经卫生署审查，认为成绩特殊，才堪深造，有保送国内外研究机关继续研究之必要者。

2. 在继续从事医药研究中，因设备或经费不足致有停辍之虞，提出研究成绩报告书及进行计划书，经卫生署审查认为确有研究之重大价值者，前项补助金之给予，应由卫生署项目呈请行政院核准。

第五条　呈请奖励应向卫生署为之。经试验审查后，认为应予奖励者，应将受奖事项所具备之条款、奖励种别登载公报或新闻纸公告之。自公告之日起六个月内，利害关系人得向卫生署提起异议，公告期满无人提出异议，又无人揭发该呈请人不合第一条或有第二条规定之情事者，始得给予奖励。

第六条　二人以上为同一之发明仿制或研究，各别呈请奖励时，应就最先呈请者奖励之。如同时呈请则依呈请者之协议定之，协议不谐时，均不给予奖励。

第七条　以团体公司名义或二人以上联名呈请奖励时，应载明发明人仿制人或研究人之姓名，并应附证明有呈请权之文件。

第八条　发明仿制或研究，因由多数人之共同行为而成者，其受奖权为该多数人所共有。

第九条　因他人之委托或雇用人之费用而发明仿制或研究者，其受奖权为双方所共有。如委托人或雇用人缴官署时，应由双方协议决定后，方得呈请奖励。

第十条　呈请人请求奖励，经卫生署核驳者，自核驳文件到达之日起三十日内，得声请再试验审查，再试验审查之声请，以一次为限。但对于再审查之决定有不服时，得依法提起诉愿。

第十一条　卫生署应将奖励事件，于每年终了时汇案报请行政院备案。

第十二条　第一条所载之药品器材研究整理之结果及改进医药之技术等，经核准给奖后，得由卫生署呈准行政院，转请国民政府通令尽量采用，并得斟酌情形，限制或禁止同样或类似之药品器材输入。

第十三条　关于请求奖励之审查事项，由卫生署依其需要，分别聘请专家，组织审查委员会办理之。

第十四条　已受奖励，如经查明有左（下）列情形之一者，应撤销其奖励，分别追缴其褒章、奖状、奖金、补助金，并公告之。

1. 有本条例第一条或有第二条规定之情事者。

2. 以诈伪方法呈请核准奖励者。

第十五条　承办试验或审查之人员，如有情弊或不实之报告或决定者，应分别依法从重处刑或惩戒。

第十六条　本条例施行细则由卫生署拟订，呈请行政院核定之。

第十七条　本条例自公布日施行。

1949 年，上海市政府将奖金一条作了修正，"奖金数额得至五千元，并得与褒章或奖状同时给予，但有特殊奖励之必要者，得酌量增加奖金之数额"。①

---

① 上海市政府公报，1949，10（10）：129.

七、中医师所得税评定

1946 年 3 月 23 日，立法院修正并通过了国民所得税法，4 月 16 日正式公布。中医当时属于自由职业，所得税属于甲类之第二种。上海直接税局根据此条，核算了 1945 年 10 月至 1946 年 12 月间上海全市中医师所须缴纳的税款，居然高达二十二亿元。中医师公会得知此事，决定派代表同直接税局协商，公会推陈存仁、蒋文芳、程迪仁、朱鹤皋四人为代表，与直接税局李主任、彭科长多次洽商，陈存仁将近年来中医界困难情况详加陈述，最后直接税局以法令与现实并重，同意将总税额减少至六亿。并决定由中医师公会遵照部院颁定办法，先将全市中医师评分甲乙丙丁戊五级，册送税局，分别定期征收，以诊务之多寡，各级税额，平均增减。"陈存仁等四人与局方反复申辩，两方均告唇焦舌疲，最高一级原定年纳七千万元者，减至五百万元，丙级减至数十万元，戊级十万元，折冲至三小时以上，亦可谓对本市同道尽其最大努力矣"。[①] 协商好数额及方法后，中医师公会在 1947 年 8 月 28 日，邀请各学术团体及各区名医，举行特种会议，陈述缴纳税款已是势在必行，"本市中医公会关于此项所得税悬案，为保障会员利益，拖延至今，实已拖至无可再拖地步"。[②] 推选各区评判委员五十人，组织委员会，评定甲乙丙丁戊五级，一面将通告各中医师，由各人认可后，造册呈报直接税局，再由该局函发缴税通知单，由各会员按照地址送交国家银行完税。

中医师所得税适用条文[③]

经过一般研究捐税的专家所公认的良税——所得税，早经开始推行了，根据民国三十五年三月二十三日立法院修正，四月十六日国府

---

① 沪中医所得税初步解决当须评定.中医药情报，1947（5）：7.
② 同上。
③ 中医药导报，1947（1）：5.

公布的所得税法，开宗名义的第一章第一条：凡在中华民国领域内发生之所得，及中华民国人民在国内有住所而在国外有所得者，应当负有纳税义务，真是义不容辞的义务。三十五年度的所得税，在三十六年的正二月内，已经依法向中医师公会催报，公会里也已有人向税局磋商接洽了，直至最近，方才决定全沪中医师所得税税额，把六万万元当做目标，不日就要开始报告各人应纳的三十五年度所得税了。而且这是全国性的国家税，各地也必或先或后对我同道开始征收这公认的良税，所以摘录一些关于我们同道应该明了的所得税条文，当做参考方面的一助。

中医师所得税的类项

我们中医师的所得税，应该归入第二条第二类薪给报酬所得，甲项，业务或技艺报酬之所得，这在施行细则上明白规定的。第三十三条，本法第二类甲项所得之称业务或技艺报酬者，谓律师、会计师、工程师、医药师、戏剧艺员、演员、自由职业者之自执业务者，集业务所执行业务之收入，或独立营生者，其技艺之报酬。

中医师所得额的计算

我们中医师所得额计算，在所得税法第十四条上是这样规定的：第十四条第二类甲项所得之计算，以其每年执行业务或演奏技艺期间收入总额，减除业务所房租，业务使用人薪给报酬，业务上必需之舟车旅费，及其他直接必要之费用后之余额为所得额。那就是说：把我们全年门诊出诊业务上的收入，除去业务上的支出，即成为所得额，根据这所得额，依照税率完纳税款，所谓业务上的支出，在施行细则三十六七各条上列举的是。其业务上必需之舟车之旅费，以所有报酬为限，但不得超过其各个报酬额百分之三十。

第三十七条第二类甲项所得之称其他直接必要之费用者，包括公会会费，在业务所用住宿或供膳之业务使用人膳宿开支，业务进行上，公课，复委托费，业务用具之修理费，广告费，邮电文具消耗及其他杂费。

八、法租界中医政令与医事

（一）1931 年 2 月《上海法租界医生执行业务条例》

上海法租界工部局颁发《上海法租界医生执行业务条例》，开始着手进行医生登记事宜。

《上海法租界医生执行业务条例》①

第一条　凡隶外籍医生（无论内科、外科、牙科、兽医、助产妇），已在本租界开业，或愿设诊开业，或来界内执行业务者，均须至本租界卫生处主任处报告，证明曾得各该国认许，能在该国执行业务，呈示此项证明书须具各该国领事签署。

第二条　凡俄籍医生（无论内科、外科、牙科、兽医、助产妇），在本租界或将在本租界设诊开业，或来本租界执行业务者，均须呈示本卫生处主管，经该国医学会会员三人证明之文凭。但如有特别情形不能呈验此种文凭时，可缴验由该俄籍医学会会员三人代表签字之证明书，经核准有胜任执行医学业务之能力。

第三条　凡华籍医生（无论内科、外科、牙科、兽医、助产妇），在本租界内，或将在本租界内设诊开业，或来本租界执行业务者，均须至本租界卫生处主管呈验国府卫生部或上海市卫生局所颁开业执照，证明认许在中国有执行业务之权。

第四条　凡在任何国籍医生（无论内科、外科、牙科、兽医、助产妇），不能或不愿遵守以上条例所载证明及核准手续者，不得在本租界内执行业务。

第五条　无论任何国籍医生，业经认许在本租界开业，或来本租界执行业务者，当领取本租界收捐处所颁当年执照，当缴照费洋两元。

----

① 商业月报，1931，11（3）：4～5.

第六条　凡未经遵守上例第一、第二、第三条，在本租界内擅行医务一次者，无论任何国籍，当受十元至百元之罚金。如有一再不遵或故事反抗者，除解交法律裁判外，此项罚款能至加倍。

第七条　如业医者无第五条所载合法执照，擅行一次业务，能受十元至五十元之罚金。如有不受通告，无正式执照仍继续执行医务者，加倍处罚。并能依照第六条所载之法律裁判。

此业务条例公布之后，法租界即开始执行。因此条例只在各西文报上详细公布，而华文报刊上并未详载，故该租界法医、德医、日医、俄医悉数遵章登记，中医方面多数人并未知悉。于是，法租界当局开始处罚不登记中医，连日派员纷纷将各中医招牌除去，并带至捕房处罚，雷厉风行。一时法租界中医大起风波，纷纷向国医公会报告。国医公会鉴于此情形，致函法公董局卫生处，协商此事。"本会为全国曾经卫生局登记合格中医所组织之唯一法定团体，迭经党政机关立案。近据本会住居法租界之会员纷纷来会报告，据称法租界近来办理医生登记事宜，惟事前绝未接到正式通知，亦未见过正式布告，遽由贵局派员分别处罚，无异不教而诛，殊令当事会员惊骇莫名等情到会。经本会觅得报载《法租界医生登记条例》，具悉贵局有意整顿界内医生，注重民命，深为钦仰。惟此项条例尚属初创，施行之初应行通融办理者，计有三点：① 此项登记事宜大多数医生尚未完全明了，在三个月内，凡属未经办妥领照手续者，暂缓处罚。② 界外医生如至法租界出诊者，应免予领照。因界外医生凡无正式行医资格者，均在取缔之例（华界已办登记，公共租界即将举行登记），故能来法租界行使医生业务者，均有相当资格，实不必重复登记，以省手续。③ 此项登记费，以缴纳一次为限，盖医生所处业务，关系界内人民生命及公众卫生，非营业性质可比，万不能与菜贩照会、车关照会按期收费同例，即中国官厅办理是项登记，其纳费亦只限一次也。上述三点尚祈贵局俯予采纳，俾免发生纠纷，而致酿成不幸事件，实为公便。并祈将办理意见见复为荷，顺颂公安"。[1] 未见函复后，神州医药总会于 1931 年 3 月 5

① 申报，1931-2-7.

日，邀中华医药联合会、上海中医学会等三团体，开联席会讨论。一致议决公推代表祝味菊、□意诚、贺芸生等三人向法租界当面交涉，要求修改条例，颁发正式医生登记执照，不得以营业捐票为登记标准。经此当面协商，法租界当局允予所请，同意发还罚款，只需要一次登记，可由神州医药总会、中华医药联合会、上海中医学会三学会代送登记材料，登记后颁发结正式医士执照。① 此条例实施了五年。

1936 年 7 月，上海法租界针对租界内中医，又重新开始施行国医登记，颁布了《国医执行业务章程》。②

《国医执行业务章程》
第一章　总　则

第一条　凡在法租界辖境以内，中华民国人执行国医（中医）业务者，应先取具：① 法国驻沪总领事之准许。② 行业执照。

国医在法租界设置诊所、治疗所或公开之业所者，须符合分类营业章程之规定。

第二章　总领事之准许
第一节　声请程序

第二条　国医声请法国驻沪总领事之准许时，应以书面向法公董局总办行之。是项声请须遵照公董局特定之声请书（任凭缴费领取，参阅捐款表）依式填具，始可接受审查，并须同时附呈。

1. 证明声请人姓名、出生日期、国籍及籍贯之文件，并本人照片三张，其一张粘贴于行业执照，二张留卷。

2. 依照本章程第七条规定之关于其资格证明书。

3. 声请人之诊所，详细地址。

第三条　法公董局总办于接受声请书及附件后，八日内将声请全卷移交法公董局卫生处处长核查。

---

① 申报，1931-3-9.
② 上海法公董局公报，1936，6（202）：8～10.

第四条　法公董局卫生处处长于接到移交卷宗后十五日内，作成书面报告书，附卷返还总办，由总办转呈驻沪法总领事决定准许与否。

第五条　法总领事之决定书，即日通知声请人，声请人不得抗议，于通知决定时，总办同时将声请人所呈文件发还之。

第六条　声请人之不获准许者，得于能符合本章程各条所定之条件时，更新声请。

第二节　应呈之证明文件

第七条　国医应呈上海市政府卫生局所发给证明，曾经准许在中国执行医务之证书。

第三章　行业执照

第八条　经法总领事准许及缴纳捐税（依照法公董局财务章程之规定）后，由法公董局卫生处处长发给国医行业执照，该项执照之一联存根于专册。

第九条　行业执照上应载明行业人姓名、执业、所址、领事署准许行业日期、缴纳捐税数额及下次应缴日期，执照上并粘贴行业人照片及经法公董局卫生处处长签字。

第十条　行业执照有效期间五年，惟以该执照发给时及展期时之捐款缴足者为限（捐款数额参照捐款表）。

第四章　行业范围

第十一条　国医之行业应以依向例，就其行业范围内之行为为限。

第五章　禁　例

第十二条　国医非得特许，不得配制或售卖药品，或与药师或国药商合伙营业。

上项特许，应于依照本章程第二条之规定，声请准许行业时，同时声请之。

上项特许，于分类营业执照上载明之。

第十三条　国医只许以其行业执照上所载之姓名行业。

第十四条　国医非经预先通知法公董局卫生处处长，不得迁移诊所。

第六章　罚　则

第十五条　凡违背本章程各条所规定者，依照分类营业章程第十四至十七条所订之罚则处罚。并得依法被诉于管辖法院。

第十六条　凡持有执照人，缘于有损医业名誉事实而受处刑或处罚者，或其他原因，经法总领事之决定，行业执照得随时吊销之。

第七章　特　例

第十七条　国医之在本章程施行前，已经依照国民十九年十二月三十日所公布之《医业章程》第五条所规定，领有行营执照在法租界执行医务者，视为合法受有准许。应依照本章程第二章之规定，重行声请给照，掉换原有执照，逾期原有执照失效。

第八章　附　则

第十八条　除分类营业章程中之关于本章程所有业务条款外，其它关于国医之一切前有规章条款，概行废止。

此次重行国医登记，遭到了国医团体强烈反对。"上海市开业之国医，均经市卫生局审查合格，发给执照。只有居住特区者，又须向各当局再行登记。第二特区曾于民国廿年（1931年）与国医团体商定一次登记之后，终身有效，不意近又有所谓《管理国医执行业务章程》之颁布，将有效时期改为五年，登记费由二元增至五元。尚有卫生捐、调查费等名目，稍一迟缓，动遭罚款。以致该区国医纷向上海市国医公会、上海市国医医学会报告，请予交涉，取消新章，改善待遇。亦经该会等联席讨论，决向法当局交涉，并联名分函上海市卫生局、法租界公董局、第二特区纳税华人会及杜月笙、张啸林、陆伯鸿、齐云青、张骥先、钱新之等，乞为援助。并登报公告会员，报告情形"。①

致上海市卫生局及法租界公董局纳税华人会各华董原函如下：

谨启者，敝会等迭据居住本市第二特区各会员纷纷来会诉称，最近

---

① 申报，1936-7-24.

法工部局忽以法国总领事署令第五十八号公布"管理国医执行业务章程"，不问已登记与否之国医，均须照章重行登记，不但收费倍增，抑且手续麻繁，其他如卫生捐调查费等，稍一迟缓，动遭罚款。平时外员译人莅临调查时，每每声势凌厉，自由职业不堪压迫，米珠薪桂不胜负担，请予交涉援手，取消新章，改善待遇等词。先后同因到会，按该会员等，均经钧局（上海市卫生局）正式登记之国医，居住第二特区已经缴纳营业捐税（即卫生捐每年二元），本不应再受其他强迫束缚（第一特区之医生登记听医学会、中华国医学会、神州国医自便）。在民国二十年，法租界创行医生登记时，尝经敝会等交涉，结果由法当局慎重宣告一次登记之后终身有效，始各忍耐让步，照章登记，相安至今。曾几何时，甘食前言，示人无信，忽有所谓《管理国医执行业务章程》之颁布，不但改终身为五年，由二元至五元，尚有卫生捐调查费等，倍增国医不应担负之负担，并处处将国医职业自由剥削殆尽。敝会等为会员维护业务起见，受多数之嘱付，不得不代为伸诉如左（下）。

1. 民国十九年，法租界举行医生登记，是概指西医、国医、牙医、兽医而言，今则单就吾国医矣，不曰国医登记章程，而曰管理国医执行业务章程，顾名思义，其意可知。特区虽称租界，职业仍有自由，今惟居住法租界之国医，既受己国政府之管辖以外，复须受法租界双重义务（营业税卫生捐之外、今更增五年一次之登记费用、故曰双重），重林迭屋，岂得谓平。

2. 新章程载登记之时，除将上海市卫生局开业执照作证之外，复须出生日期、国籍及籍贯之证明文件（第二条一项），此项证明文件，华人当然无有，不时引起登记时之困难乎？此亦手续麻繁之一也。

3. 新章第十一条，既谓国医之营业应以依向例就其行业范围内之行为为限，而复有第十二条"国医非得特许，不得配制或售卖药品，或与药师或国药商合伙营业"之严酷限制，向例外科、伤科及内科之习用药品者，岂不均受无谓之束缚，而将不能执行业务乎？不得合伙营业，尤属剥夺营业之自由，为任何法治所无有者也。

4. 新章第十四条"国医非经预先通知法公董局卫生处长，不得迁移诊所"，所以有此规定之原意，固不得而知，惟于实行此条时，必多引起纠纷与困难，此项规定尤难照办。

5. 第二条登记之声请书，须缴费领用，第八条之缴纳捐税，第十条之展期时之捐款等等，究竟数额若干，并未载明，本为一次终身，今改五年一次，然则五年中每人须担负支金若干，在此市面不景气，百业凋敝之秋，实属不胜。

6. 新章第十条"行业执照有效期间五年"者，明明五年须重行登记一次也，观本条"惟以……之捐款缴呈者为限"云云，可征其目的全在收款耳。

夫国医职业本属自由，国医之性质又近慈善，在卫生行政上固属自利无弊者也，顾何以居仕法租界之国医偏须受此重床迭屋之束缚与负担，苟非法当局之寓征于禁，即系歧视国医耳。总之，新章程之颁布，于法于情，两无裨益，凡吾国医，万难忍受，为特提出陈述，务乞钧局据理力争，转咨法租界公董局（纳税会），贵会主张公道，转函公董局，贵局董事会迅予俯顺舆情，体恤艰难，收回成命、取销新章，重诺尊信，仍照向例，不胜迫切待命之至。

附：1938 年 10 月至 1941 年 3 月法租界中医开业情况

为令行事，兹按照一九二七年一月十五日本署署令公布之上海法租界公董局组织章程第十三条及一九三六年二月十八日本署第五十七号署令公布之医师、牙医、助产士、兽医执行业务章程第四条，暨一九三六年二月十八日本署第五十八号署令公布之中医章程第四条各规定，下列各营业均应照准开业（表2）。

表2　法租界中医开业情况

时　　间	中医营业地址	总领事（签发）
1938.10.13	敏体尼荫路二九零号 安纳金路二七五号弄内三零号 徐家汇路三七二号弄内二六号 徐家汇蒲东路（译音）五四七号弄内五号 华龙路五六号弄内一三号 海桐路二零三四号	P.AUGE
1939.3.8	爱多亚路一四七号内五一二号房间 徐家汇魏家宅正和里（译音）一一号	M.BAUDEZ
1939.6.12	茄勒路一六九号	M.BAUDEZ

时　间	中医营业地址	总领事（签发）
1939.6.13	吕班路一六九号弄内一八号	
1939.6.20	劳神父路一四八号弄内五六号	M.BAUDEZ
	康悌路一五零号	
	蒲石路一二零号弄内六九号	
	古拔路七八号	
1939.6.26	福履理路二七一号	M.BAUDEZ
1939.8.12	马浪路四二零号弄内二二号	M.BAUDEZ
1939.9.21	徐家汇土山湾宏邨（译音）一号	M.BAUDEZ
1939.10.16	宁兴街二五三号	M.BAUDEZ
1939.11.30	八里桥街三九号弄内四号中医	M.BAUDEZ
1940.1.6	海防路四零二号	
1940.1.18	贝勒路一五三号弄内一零号	M.BAUDEZ
	威海卫路四七二号	
	自来火行西街济众里（译音）二号	
	民国路三一五号	
1940.1.22	白尔路一八号弄内二四号	M.BAUDEZ
1940.2.13	金神父路四零九号弄内六零号	M.BAUDEZ
	华格臬路四一号	
1940.2.24	环龙路六三三号弄内三号	M.BAUDEZ
	辣斐德路桃源邨（译音）五号	
1940.2.29	辣斐德路五八九号弄内三号	M.BAUDEZ
	同路五五三号弄内一号	
	马浪路二七五号	
1940.3.4	吕宋路顺德里（译音）一号	M.BAUDEZ
	白尔路三五号弄内九号	
1940.3.8	毕勋路七七号	M.BAUDEZ
	辣斐德路一九六号	
	爱而近路四三九号	
1940.3.22	福履理路一八零号	M.BAUDEZ
1940.4.5	蒲柏路四四二号	M.BAUDEZ
	雷米路一二二号	
	贝勒路李和里（译音）四号	
1940.4.10	萨坡赛路二三四号	P.AUGE 代
	平济利路永康里（译音）二号	
	圣母院路三九号弄内八号	
	辣斐德路三四四号弄内一四号	
1940.4.24	蒂罗路一四一号弄内一七号	P. AUGE 代

（续表）

时　间	中医营业地址	总领事（签发）
1940.4.24	拉都路二三九号弄内一号 贝勒路义和里六号（译音）一四号	
1940.5.16	贝勒路一六号	P. AUGE 代
1940.5.17	贾西义路二七零号	P. AUGE 代
1940.5.24	金神父路四零九号弄内六九号 公馆马路升平里（译音）二一号	P. AUGE 代
1940.6.17	恺自迩路一一二号弄内五号 南京路大庆里（译音）一五号 敏体尼荫路一零号弄内一号 徐家汇路六零六号	P. AUGE 代
1940.6.26	葛罗路二号 A	P. AUGE 代
1940.7.6	杜神父路一七一号弄内九号	P. AUGE 代
1940.7.24	海格路一一九七号 福建路一一二号弄内一二号 格洛克路一一二号各中医	P. AUGE 代
1940.8.9	新永安街一九七号弄内六四号	P. AUGE 代
1940.8.21	环龙路四九五至四九七号；公馆马路一七九号 宁兴街宝裕里（译音）四号 姚主教路二四六号 A	P. AUGE 代
1940.9.28	蒲石路六一三号弄内八号 霞飞路九八七号弄内二一一号 白尔路一二六号 古拔路一七二号弄内一一号 福煦路三九一号弄内三号	M. DUVAL 代
1940.10.14	白尔路一八五号中医	M. DUVAL 代
1940.10.17	菜市路四七三号弄内五七号 敏体尼荫路三一一号弄内七号	M. DUVAL 代
1940.10.28	巨籁达路洪德里（译音）四号	R. de MARGERIE
1940.11.22	白赛仲路七四号	R. de MARGERIE
1941.11.26	辣斐德路二二一号弄内八号 贝当路九六八号	R. de MARGERIE
1941.1.3	古拔路五号 吕班路三德坊（译音）一二号	R. de MARGERIE
1941.3.8	台拉斯脱路二三二号 白尔路二八零号弄内二一号 环龙路九零号	R. de MARGERIE
1941.3.25	环龙路五零五号弄内九八号 环龙路四九七号	R. de MARGERIE

（二）《药业章程》《中国药材药剂门市发售章程》

1931 年 7 月，上海法租界颁布《药业章程》，对法租界内的药店药商加以分类管理，对中国药店、兼售西药之中国药店、西药房三类收取数量不等的执照费和税费。

《法租界之药业新章》①

法租界公董局最近董事会议决药业章程案，摘录如下。

第一条　非经本局核准，不准在本租界经营药业。

第二条　凡欲开设药店，概须遵照本局分类营业章程第四条之规定，呈请本局市政总理处核准。

第三条　各药业分三种：甲、中国药店；乙、兼售西药之中国药店；丙、西药房。

第四条　毕业文凭与履历单。

第五条　各药业概由本局分类营业章程管理之。

第六条　如有未经遵照本章程之规定，擅在本租界内经营药业者，应处以罚金十元以上、百元以下，再犯加倍，并得控请该管法院处分。

第七条　凡在本章程公布以前已经设立之中西药店，慨须尽于六个月内遵章呈请本局核准，继续营业。

并附药业营业税率例：① 中国药店营业执照，捐额定每年大洋二元；② 兼售西药之中国药店营业执照，每年二元，并应按照下开等级，逐年预纳营业税率如下，第一等二十五元，第二等二十元，第三等十五元，第四等十元；③ 西药房执照年捐大洋二元，并应按下开等级逐年预纳营业税率如后，第一等四十八元，第二等三十八元，第三等二十八元，第四等二十三元。

（附注）第二部关于左列各规定尚在拟稿：① 存货账；② 药方存底簿；③ 在药方上加盖药店牌号办法；④ 重方办法；⑤ 毒药、麻醉剂取缔，云云。

---

① 申报，1931-7-22.

1936 年 4 月，法租界公董局又讨论决议了"中国药材药剂门市发售章程"，① 对中药材和中药商的发售予以规定，由驻沪法总领事署令公布施行。

中国药材药剂门市发售章程
第一章　总　　则

第一条　无论何人，非先符合分类营业章程之规定，不得在法租界内泡制或发售中国药材及药剂。

第二章　业　　务

第二条　中国药材及药剂商人（简称中药商）泡制或发售药材药剂，以中国医药方书通用者为限，上项药商不得持有发售麻醉药品，但少量之中国医药方书上通用之麻醉药品，不在此限。

第三条　中国药材及药剂商号均须标明中药商字样，不得引用药材店之名称。

第四条　中国药材及药剂商人不得以隐秘之名号执行业务，非经呈报卫生处处长，不得变更其营业地址。

第五条　中国药材及药剂商人均应备具簿册一本，逐日缜密登记，于本章程第二条规定之少量麻醉品之买卖，每次登记不得余留空白。

第三章　罚　　则

第六条　凡违背本章程依分类营业章程第十四条至十七条之规定处罚，并得被诉于管辖法院。

---

① 申报，1936-4-11.